Typisch Frau - Typisch Mann Knigge ²¹⁰⁰

Unterschiede, Gemeinsamkeiten, Flirt – Umgang mit dem anderen Geschlecht

Horst Hanisch

Zweite Auflage © 2020 by Horst Hanisch, Bonn

Erste Auflage © 2017 by Horst Hanisch, Bonn

Bibliografische Information der Deutschen Nationalbibliothek: Die Deutsche Nationalbibliothek verzeichnet diese Publikation in der Deutschen Nationalbibliografie; detaillierte bibliografische Daten sind im Internet über dnb.dnb.de abrufbar.

Der Text dieses Buches entspricht der neuen deutschen Rechtschreibung.

Aus Gründen der einfacheren Lesbarkeit wird auf das geschlechtsneutrale Differenzieren, zum Beispiel Mitarbeiter/Mitarbeiterin weitestgehend verzichtet. Entsprechende Begriffe gelten im Sinne der Gleichbehandlung für alle Geschlechter.

Idee und Entwurf: Horst Hanisch, Bonn

Lektorat: Alfred Hanisch, Bonn; Annelie Möskes, Bornheim

Buchsatz: Guido Lokietek, Aachen; Horst Hanisch, Bonn

Fotos: Umschlag: Christian Spatz, engine-productions, Köln; Zeichnungen Horst Hanisch, Bonn

Fotos: Sofern nicht anders angegeben: Horst Hanisch, Bonn

Zeichnungen: alle Zeichnungen: Horst Hanisch, Bonn

Herstellung und Verlag: BOD – Books on Demand GmbH, Norderstedt

ISBN: 978-3-7504-8017-9

Typisch Frau - Typisch Mann Knigge ^2100

Unterschiede, Gemeinsam- keiten, Flirt – Umgang mit dem anderen Geschlecht

Horst Hanisch

Das Genie hat kein Geschlecht
(Baronin Anne Louise Germaine de Staël-Holstein,
französische Schriftstellerin, 1766 – 1817)

Inhaltsverzeichnis

Einleitung

Wie verschieden sind Mann und Frau?

Die Männer altern und die Frauen verändern sich.
Johann Wolfgang von Goethe, dt. Schriftsteller
(1749 - 1832)

Glücklicherweise gibt es Unterschiede

„Ich komme gleich", ruft die Frau aus dem Obergeschoss. Der ausgeh-bereite Ehemann steht ungeduldig an der Wohnungstür. Er klimpert mit dem Wohnungsschlüssel in der Hand. „Wo bleibt sie nur?", fragt er sich nach einigen Minuten. „Wo bleibst du?", ruft er nach oben. „Bin gleich soweit", ertönt es von dort. Welche Bedeutung hat das Wort ‚gleich' für eine Frau und einen Mann?

Schriftsteller, Journalisten, Comedians, Karnevalisten und andere beider-lei Geschlechts werfen sich immer wieder gerne auf Themen, die die Un-terschiede im weiblichen und männlichen Verhalten zeigen.

Genüsslich wird dargestellt, wie sich Männer und Frauen in bestimmten Situationen verhalten und welche Missverständnisse daraus entstehen. Schon seit gefühlten Ewigkeiten hängt das Klischee nach dem Unter-schied Mann – Frau im Ohr:

„Ein Mann ein Wort, eine Frau ein Wörterbuch."

Ja, verständlicherweise schmunzeln oder lachen die meisten, da sie sich sofort an bestätigende Ereignisse aus der eigenen Vergangenheit erin-nern können. Tatsächlich beinhaltet das Sprichwort aber noch einen wei-teren Hinweis: „Der Mann steht zu seinem Wort! Auf ihn ist Verlass!"

Der Umkehrschluss bei der Aussage zu den Frauen suggeriert das Ge-genteil. Damit wirkt die Aussage „ein Mann ein Wort, eine Frau ein Wör-terbuch" gegebenenfalls sogar beleidigend.

Immer wieder versuchen Wissenschaftler zu beweisen, dass das geschlechtertypische Verhalten von Geburt an gleich ist. Erst durch das soziale Umfeld wird das Neugeborene in seine Rolle gedrängt.

Von Geburt an ist alles entschieden?

Sind alle Verhaltensmuster von Geburt an vorgegeben? Muss (!) sich der Einzelne demnach später so verhalten, weil es vorgegeben ist?

Wäre es so, wäre Vieles zu entschuldigen, da sich der Mensch ja dann hinter seiner Vorbestimmung verstecken könnte. Einfach und evolutionär betrachtet, sollen sich die verschiedenen Geschlechter gegenseitig anziehen, um für Nachwuchs zu sorgen. Das ist allgemein bekannt, entspricht den Tatsachen und soll deshalb hier weitestgehend unberücksichtigt bleiben.

Wollen wir es uns einfach machen? Die Frau verhält sich so – der Mann hingegen so! Basta!

Gleichwertigkeit der Geschlechter

Nun, das mag sich alles lustig, verständlich oder nachvollziehbar anhören. Tatsächlich zeigt sich eine auseinanderklaffende Schere, die einen krassen Unterschied im beruflichen Umfeld preisgibt.

In hiesiger Kultur zeigt noch im Jahr 2020 ein sogenannter Gender Pay Gap eine Lücke im Gehalt zwischen Frau und Mann, der bei etwa 20 % liegt. Ein Fünftel! Das ist sehr viel.

Im Durchschnitt verdient eine Frau etwa ein Fünftel weniger als der Mann. Wohlgemerkt bei gleicher Tätigkeit und vergleichbaren Voraussetzungen in (Aus-)Bildung bei Frau und Mann.

Auf dem Papier ist diese Ungleichheit schon längst ausgeschlossen. Die Praxis zeigt tagtäglich deutliche Unterschiede.

Das Bild vom ‚Frauchen' am Herd sollte endlich überholt sein. Hin und wieder versucht ein Werbetreibender mit diesem Bild noch Bonus-Punkte zu sammeln. Nicht gut.

Es liegt in der Hand des Konsumenten, ob er auf die angebotenen Dienstleistungen oder Produkte zugreift – oder den Mitbewerber bevorzugt.

Bei der Bearbeitung der 2. Auflage dieses Ratgebers konnte der Autor in mehreren TV-Veranstaltungen beobachten, dass Frauen am Ende ihrer Darbietung ein Blumenstrauß überreicht wurde – dem Mann hingegen nicht. Ist das nur als Kleinigkeit oder gar ‚Pingeligkeit' zu betrachten? Handelt es sich hier um gesellschaftliche Etikette? Oder ist das ein überholtes Verhaltensmuster?

Das Dritte Geschlecht

Im Buchtitel wird von Frau und Mann gesprochen.

Seit dem 1. Januar 2019 ist in Deutschland das ‚Dritte Geschlecht' öffentlich festgelegt. Personen, die sich weder als Frau noch als Mann zuordnen können, gelten bei der geschlechtlichen Zuordnung als ‚divers'.

In allen Formularen, in denen bisher nur ein ‚M' oder ein ‚F' für das Geschlecht eingetragen wurde, wählen diese Personen ein ‚X'. Das ‚X' gilt auch für das Personenstandsregister.

Musste in früheren Stellenausschreibungen auf die männliche und weibliche Form eingegangen werden – zum Beispiel: „Gesucht wird Assistenz (m/w)" – muss es nun korrekt heißen: „Gesucht wird Assistenz (m/w/d)". D steht für divers.

Wie erfolgt denn nun die Anrede unter Berücksichtigung des Dritten Geschlechts? Frau Schulze, Herr Schulze oder Schulze? Die ersten Empfehlungen lauten – sofern der Vorname bekannt ist – „Guten Tag Anne Mertens". Bei dieser Art der Anrede wird die Geschlechterbezeichnung umgangen. Ob sie sich durchsetzt, werden die nächsten Jahre zeigen.

Deutlich kniffliger zeigt sich das, werden Gäste bei einer Veranstaltung, beispielsweise von der Bühne, aus begrüßt. Das übliche „sehr geehrte Damen und Herren" reicht nicht mehr aus. Es wird empfohlen zu sagen „sehr geehrte Anwesende" oder „sehr geehrte Zuhörende". Damit ist dem Dritten Geschlecht Genüge getan.

Geschlechts-Zuordnung

Wer ein Profil bei der sozialen Plattform Facebook anlegen will, kann nicht mehr nur eine Entscheidung zwischen Frau und Mann treffen.

Etwa 60 Zuordnungen sind neben weiblich und männlich möglich. Hier einige Beispiele: androgyner Mensch, genderqueer, Transmensch, transsexuell, Transvestit, zweigeschlechtlich und so weiter.

Dann müsste es ja allein nach dieser (willkürlichen?) Unterteilung entsprechend viele Unterschiede im Verhalten geben.

Im vorliegenden Ratgeber soll diese Vielfältigkeit ausgeblendet werden. Danke für das Verständnis aller Betroffenen. Hier wird das Augenmerk auf die Frau und den Mann gelegt.

Verschiedene Verhaltensmuster

Tja, was tun? Machen wir's uns tatsächlich einfach: Suchen wir nicht überwiegend nach den Gründen der verschiedenen Verhaltensmuster. Gründe können zwar helfen zu verstehen – wichtiger ist vielmehr, die Gegenwart und die Zukunft zu beachten.

Bestätigen wir die Unterschiede und überlegen lieber, wie wir mit diesen vernünftig umgehen können.

Schließlich handelt es sich beim vorliegenden Buch um einen Knigge-Ratgeber, der Tipps für die Leserin und den Leser geben soll, wie mit ‚den anderen' Verhaltensweisen von Frauen/Männern höflich und zielorientiert umgegangen werden kann.

Betrachten wir – vielleicht auch einmal augenzwinkernd – die Unterschiede im Auftreten und im Verhalten und die daraus entstehenden gesellschaftlichen und im Beruf notwendigen Umgangsformen. Viel Spaß.

Obwohl korrekterweise im vorliegenden Text immer die männliche und weibliche Form gewählt werden müsste (der Kunde, die Kundin) wird aufgrund der besseren Lesbarkeit manchmal nur eine der Formen gewählt. Ich bitte um Verständnis. Im Sinne der Wertschätzung sind selbstverständlich beide Geschlechter gleichwertig zu sehen.

Ich wünsche allen Leserinnen und Lesern, die das Ziel haben, an ihrer aktuellen Lebenseinstellung zu feilen, die bestmöglichen Ergebnisse.

Horst Hanisch

Teil 1 – Was denken Frauen und Männer voneinander?

Was denkt Frau über Mann – und umgekehrt?

„Nicht, dass ich etwas gegen Frauen hätte, aber ... "

Solange man hinter einer Frau herläuft, ist nichts zu befürchten. Gefährlich wird es erst, wenn man sie eingeholt hat.
Burt Lancaster, eigentlich Burton Stephen Lancaster, US-amer. Schauspieler (1913 - 1994)

Welcher Typ bin ich?

Das Wort Typologie kommt aus dem Griechischen und kann in etwa so übersetzt werden: Die Lehre von den Typen, die Zuordnung von Personen nach bestimmten charakteristischen Merkmalen.

Ein Vorteil der Typologie ist, dass es leichter fällt, mit Menschen umzugehen, wenn sie in Gruppierungen eingeteilt werden. Dies gibt dem Individuum eine Art Sicherheit, um nicht jeden Menschen und dessen Verhaltensmuster neu definieren zu müssen.

Bei der Typologie besteht allerdings die riesige Gefahr, einen Menschen unkritisch in eine Schublade zu stecken – und zwar mit allen Vorurteilen, die das jeweilige Geschlecht betrifft.

Der Duden schreibt: Typ, der, ~s, ~en, aus dem Griechischen kommend, steht umgangssprachlich für Mensch oder Person. Typologie/Typik ist also die Lehre von Typen. Typisieren bedeutet, etwas typisch darzustellen.

Ein Stereotyp ist die vereinfachte und feststehende Beschreibung von Personengruppen.

Der Mensch ist ein Typ. Aber jeder Mensch ist ein anderer Typ. Aber was denn für einer?

Teil 1 – Was denken Frauen und Männer vor einander?

Immer dann liebe Leserin, lieber Leser, wenn Sie denken oder sagen: „Das ist ganz typisch Frau/Mann, typisch Student, typisch Senior, typisch deutsch, typisch Politiker, typisch Franzose, typisch US-Amerikaner und so weiter", bringen Sie (gedanklich) einen Menschen in eine Gruppe sich gleich verhaltender Personen.

Über Sieben Milliarden Typen

Wir sollten nicht vergessen, dass Anfang 2020 etwa 7,8 Milliarden Menschen auf dieser Welt leben. Knapp 8 Milliarden, demnach etwa 8 Milliarden Typen! Unmöglich, bei solch einer Zahl ein individuelles Verhaltensmuster zuzuordnen. Jedes Mal, wenn Sie auf einen Unbekannten treffen, könnten Sie nicht mit ihm umgehen, weil Sie ihn absolut nicht einschätzen könnten.

Unser Zusammenleben ist nur dadurch möglich, da der Einzelne glaubt, Verhaltensmuster wie auch Erwartungshaltungen Einzelner, ein- und zuordnen zu können.

In jedem Gespräch geschieht das. So ist das auch in einem Bewerbungsgespräch erkennbar. „Was erwartet die/der Personalverantwortliche von mir?", mag sich der Bewerber fragen.

Durch mentale und empathische Vorstellungskraft lässt sich vorstellen, was das Gegenüber erwartet. Nicht vergessen – jeder, der als Interviewer ein Bewerbungsgespräch führt, ist, denkt und handelt verschieden.

Wie soll die Vielfalt ‚unter einen Hut‘, also in eine Schublade gepackt werden?

Typologie

Aufgrund seiner Erfahrungen, seines angelernten Wissens, seiner antrainierten Erwartungshaltung, ja, seiner Vorurteile, versucht sich nun der Kandidat zu verhalten.

Durch die mentale Vorplanung ist es für sie/ihn denkbar und realisierbar, die Erwartungshaltung des Interviewers zu erfüllen und den ausgeschriebenen Posten zu erhalten.

Die einfachste Klassifizierung – Typologisierung – scheint die zwischen Frau und Mann zu sein.

Das beginnt bereits bei, teilweise auch vor der Geburt. Das neugeborene Mädchen wird rosa gekleidet und spielt später mit Puppen. Der Junge sieht ‚Blau' um sich und erprobt sich später in technischem Spielzeug.

Das Neugeborene kann gar nichts dafür. Es wird von der Gesellschaft in festgelegte Gruppen und Verhaltensmuster gedrängt.

Aufgeklärte Zeitgenossen wissen, dass es nicht nur Rot und Blau gibt, sondern auch Lila, Hellrot, Orange und weiter Farbenprächtiges, wie das Leben nun einmal ist. Die Natur bietet mehr als nur ‚entweder – oder'.

Bekannte Personen wie Plato(n) (428/427 – 348/347 v. Chr.), Aristoteles (384 – 322 v. Chr.), beide griechische Philosophen, Thomas von Aquin (1225 – 1274), italienischer Philosoph, Gottfried Wilhelm Leibniz (1646 – 1716), deutscher Philosoph und Johann Wolfgang von Goethe (1749 – 1832), deutscher Dichter aber auch Forscher, haben den Begriff des Typus entwickelt und weiterentwickelt.

Anfangs wurde auch versucht, die Menschen nach Ähnlichkeiten im Aussehen oder Verhalten einzuordnen. Später wurde in einer Typologie eher der Durchschnittstyp beschrieben, der gleichzeitig dem Idealtyp in einem bestimmten Modell entsprach.

Vorurteile – Klischee

Das Ehepaar Hildegard und Arnold Hoffmann aus Erftstadt hat eine Sammlung von Vorurteilen, Klischees und nicht immer ganz ernst zu nehmende Behauptungen über Menschen beiderlei Geschlechts gesammelt.

Das Ehepaar Hoffmann weist vorsorglich darauf hin, dass die folgenden Ausführungen nicht immer die eigene Meinung und natürlich keinen Anspruch auf Vollständigkeit geben können.

Die angegebene Reihenfolge ist rein willkürlich gewählt. Und verständlicherweise entspringt die Auflistung keineswegs (immer) wissenschaftlichen Erkenntnissen.

Schauen wir einmal, was das Ehepaar gefunden hat.

Teil 1 – Was denken Frauen und Männer vor einander?

Vorurteile zu Frauen

- Frauen können nicht einparken.
- Frauen sind das schwächere Geschlecht.
- Frauen verstehen nichts von Technik.
- Frauen steuern Männer, ohne dass diese es merken.
- Ein Mann – ein Wort, eine Frau – eine Bibliothek.
- Frauen tratschen ständig.
- Frauen brauchen Mengen an Schmuck und Kosmetika.
- Frauen kann kein Mann verstehen.
- Frauen hören, was ein Mann sagt, und jagen seine Worte dann durch eine Analyse-und Interpretationsmaschine, die schon nach Sekundenbruchteilen die seltsamsten Ergebnisse aus- spuckt.
- Frauen sind die besseren Diplomaten.
- „Frauen sind keine Engel …"
- Eine schöne Frau besitzt man nie allein.
- Frauen sind emotionaler als Männer.
- Frauen lieben Schuhe, Handtaschen und Kleider.
- Frauen lesen ‚Frauenzeitschriften'.
- Manche Frauen sind Emanzen. Steigerung: Kampf-Emanzen.

Vorurteile zu Männern

- Männer können keine Oberhemden bügeln.
- Männer sind wehleidig und rufen schnell nach der (imaginären) Mama.
- Männer lieben ausgebeulte Manchesterhosen.
- Männer träumen davon, einmal im Leben als ‚Easy Rider' mit der Harley-Davidson durch unendliche Weiten zu fahren.
- „Männer sind Schweine, sie wollen immer nur das Eine."
- Männer lieben die Gefahr. Sie haben immer noch das Jäger-Gen in sich.
- Männer sind die geborenen Beschützer.
- Männer sind ‚Kümmerer' und die geborenen Helfer.

- Männer hassen das Einkaufen und sind nur im Baumarkt glücklich.
- Männer gehen intimen Gesprächen aus dem Weg.
- Männer labern nicht, sie handeln.
- Männer brauchen kein Navigationsgerät, sie fragen auch nicht nach dem Weg, sondern suchen ihn selbstständig.
- Männer sind tolle Autofahrer.
- Männer sind von Natur aus tollkühn.
- Männer haut nichts um.
- Männer sind leicht zu verführen.
- Männer brauchen Kumpels und sind selber welche.
- Männer sind Gockel.
- Männer brauchen harten Sport, Training in der ‚Muckibude‘ und Kampfspiele.
- Männer können waaahnsinnig zärtlich sein.
- Männer brauchen Liebe, besonders, wenn sie ein Wehwehchen haben.
- Männer sind laut und feucht-fröhlich.
- Männer-Spielzeug: Vom Modellauto über die elektrische Eisenbahn bis zum Bohrhammer.
- Männerwitze/Stammtischwitze sind nichts für Frauen!
- Wenn Männer sich mit dem Kopf beschäftigen, nennt man das denken. Wenn Frauen das Gleiche tun, nennt man das frisieren.
- Wozu feiern wir eigentlich Weihnachten? Es wird doch jeden Tag mindestens ein Mann geboren, der sich für Gott hält.
- Männer brauchen nicht nur Sex, sondern auch was zu essen. Also eine Sexbombe, die kochen kann.

Vorurteile oder Wahrheiten?

Liebe Leserin, lieber Leser, haben Sie die eine oder andere Aussage der obigen Auflistung schon einmal gehört? Nun, sind das wirklich nur Vorurteile oder ist gegebenenfalls auch ein Körnchen Wahrheit zu finden?

Teil 1 – Was denken Frauen und Männer vor einander?

Sind Männer und Frauen tatsächlich so, wie aufgelistet? Bestimmt können Sie in dem einen oder anderen Fall uneingeschränkt zustimmen. Sie mögen dann denken: „Ja, ja, so eine/n kenne ich auch."

Das kann gut sein. Aber, in wie vielen Fällen trifft es <u>nicht</u> zu?

Sind Frauen wirklich kreativer als Männer, tun sich andererseits mit Mathematik schwer? Haben alle Männer keinen Sinn für Dekoration, Kerzenlicht und wohlriechende Düfte?

Sind Frauen wirklich cleverer oder einfältiger als Männer?

Im Bonner Generalanzeiger vom 27.01.2017 fand sich ein Artikel darüber, ob Jungen schlauer als Mädchen eingeschätzt würden:

„… einer neuen US-Studie zufolge trauen sich Mädchen schon im Alter von sechs Jahren ihresgleichen intellektuell weniger zu als Jungen oder Männern."

5-Jährige favorisierten das gleiche Geschlecht, bei 6- und 7-Jährigen griff bereits das Stereotypendenken, dass Jungen schlauer seien.

Kann es sein, dass Mädchen und Jungen aufgrund des Schubladendenkens in verschiedene Ausrichtungen geprägt werden? „Ist nicht schlimm, wenn du in Mathe nicht gut bist", beschwichtigt die Mutter ihre Tochter. „Ich war es früher auch nicht. Das ist was für Männer." Ob das stimmt?

Was berühmte Frauen von Männern und Frauen halten

Die großartige französische Modeschöpferin Coco Chanel (Gabrielle Chasnel, 1883 – 1971), die das bekannte ‚kleine Schwarze' kreierte und auch durch ihr Parfüm Chanel N° 5 weltbekannt wurde, brachte Schönheit und Dummheit geschlechterspezifisch zusammen: „Die Schönheit brauchen wir Frauen, damit die Männer uns lieben, die Dummheit, damit wir die Männer lieben."

Die schwedische Sängerin Zarah Leander (1907 – 1981) hat sich offensichtlich auch Gedanken über die Intelligenz der Männer gemacht.

Sie meinte: „Lieber mit interessanten Frauen in die Hölle als mit dummen Männern ins Paradies." Wenn das mal nicht ein hartes Urteil ist.

Doris Day, die US-Schauspielerin (1922 – 2019) hielt dagegen: „Die Frauen machen sich nur deshalb so hübsch, weil das Auge des Mannes besser entwickelt ist als sein Verstand." Naja. Bei den drei Damen kommen die Männer nicht allzu gut weg.

Hören wir abschließend, was Helga Feddersen (1930 – 1990, deutsche Schauspielerin,) die ihren Geist direkt vorn auf der Zunge trug, äußerte: „Die meisten Männer finden in ihrer eigenen Küche nicht, was die meisten Frauen problemlos in fremden Küchen finden."

Was folgt daraus? Liebe Männer, strengt euch an und zeigt, dass die eigene Intelligenz gar nicht so schwach ausgeprägt ist, wie sie von Frauen gesehen wird.

Was berühmte Männer von Frauen und Männern halten

Fairerweise wird hier zumindest zwei Männern die Möglichkeit gegeben zu zeigen, wie sie das Zusammenleben zwischen Mann und Frau betrachten.

Hören wir zunächst Charles Robert Darwin, den britischen Naturforscher (1809 – 1882), der sich mit seiner – damals als unerhört betrachteten – Evolutionstheorie einen weltweiten Namen machte.

Von ihm ist zu hören: „Das Weibchen sucht sich nicht das Männchen, das ihm am besten gefällt, sondern das, das es am wenigsten abstoßend findet." Bei diesem Zitat muss sicherlich der eine oder andere Leser schlucken, sagt es doch aus, dass nach Darwins Ansicht Männer erst einmal alle hässlich sind. Jene, die am wenigsten hässlich wirken, haben Chancen beim anderen Geschlecht. Gut.

Gut auch, dass die Schönheitsindustrie vor Jahren den Mann als Zielgruppe entdeckt hat. Nun wird auch klar, weshalb das so sein muss: purer Überlebensdrang.

Teil 1 – Was denken Frauen und Männer vor einander?

Liebe Männer, Sie sehen, dass es überlebensnotwendig ist, regelmäßig den Friseur aufzusuchen, sich mit Deodorant und mit einem wohlriechenden Parfüm attraktiver zu machen. Intelligenz allein scheint nicht zu langen.

Beruhigend, was der deutsche Schriftsteller Kurt Tucholsky (1890 – 1935) zum Thema Denken meinte: „Der Mensch zerfällt in zwei Teile: in einen männlichen, der nicht denken will, und in einen weiblichen, der nicht denken kann." Das hört sich allerdings auch nicht sehr höflich an.

Was wohl seine Ehefrauen, Else Weil (Scheidung 1924) und Mary Gerold von solch einem Denken hielten? Vielleicht war das mit ein Grund, weshalb sich auch Mary Gerold 1929 von Tucholsky trennte.

Die Dritte, die sich getraut hatte, war Lisa Matthias. Von ihr trennte er sich bereits 1931. So ist das mit dem Denken und Nachdenken.

Wir wollen mit Tucholsky nicht allzu böse umgehen, da er nach der Einnahme einer Überdosis Schlaftabletten ins Koma fiel und am nächsten Tag verstarb.

Anima und Animus nach Jung

Neben vielen Überlegungen, den Menschen betreffend, stellte der Schweizer Psychiater Carl Gustav Jung (1875 – 1961) folgendes Modell von ‚Anima und Animus' auf.

In diesem Modell steht Anima für die Seele (launisch, intuitiv) und Animus für den Geist (beherrschend, rational).

Jung sah im menschlichen Wesen eine gewisse Dualität. Er meinte, dass im Mann (unbewusst) eine weibliche Seite existiert, die Anima, und in der Frau lebt eine männliche Seite, der Animus. Demnach ist niemand nur männlich oder nur weiblich. In jedem Menschen sind beide Ausrichtungen vorhanden.

Je nach innerer Ausgeglichenheit, kann der Mann seine weibliche beziehungsweise die Frau ihre männliche Seite in Einklang bringen und mit ihr leben. Gilt dann immer noch ‚typisch Frau' und ‚typisch Mann'?

Frauen sind einfühlsam und Männer zielstrebig

Was die Umfrage verrät

Ein Team um den Autor hat etwa 400 Frauen und 400 Männer befragt, was sie als typisch Mann oder typisch Frau bezeichnen würden. Diese 800 Passanten wurden nach ihrer Meinung über die Charaktereigenschaften von Frauen und Männer befragt.

In der folgenden Darstellung wird auf die folgenden fünf Fragen eingegangen. Es sind die meist genannten Antworten von Frauen und von Männern aufgelistet.

Frage 1: Welche Charaktereigenschaften finden Sie bei Frauen besonders lobenswert?	
antworten:	Selbstbewusstsein, einfühlsam sein, gut zuhören, loyal, ehrlich, zielsicher, kauffreudig, hilfsbereit, korrekt
antworten:	Einfühlsam sein, gut zuhören, Treue, zuverlässig, ehrlich, freundlich

Die befragten Frauen bezeichneten sich selbst als selbstbewusst, geben an, die Stärke zu haben, einfühlsam sein zu können und sehen bei sich die Fähigkeit, zuhören zu können.

Die Männer nannten bei den Frauen ebenfalls die Stärke der Einfühlsamkeit und gut zuhören zu können. Selbstbewusstsein als Charaktereigenschaft bei einer Frau wurde hingegen nicht genannt.

Frage 2: Welche Charaktereigenschaften finden Sie bei Männern besonders lobenswert?		
	antworten:	Durchsetzungsvermögen, geldgierig, zielstrebig, willensstark, zuverlässig, Humor
	antworten:	Ehrlichkeit, Ehrgeiz, Fleiß, direkt, Pünktlichkeit, verantwortungsvoll, hilfsbereit, schlagfertig

Die Männer loben sich selbst ehrlich, ehrgeizig und fleißig zu sein. Was lobten die Frauen bei den Männern? Keine der genannten drei Eigenschaften, wobei eventuell die genannte Zielstrebigkeit Parallelen zeigt. Die Übereinstimmungen, wie Frauen und Männer die Charaktereigenschaften bei Männern einschätzen ist eher dürftig.

Frage 3: Welche Charaktereigenschaften mögen Sie bei Frauen überhaupt nicht?		
	antworten:	Zickig, Naivität, Lüsternheit, eitel, Neid, launisch
	antworten:	Zickig, Arroganz, Nörgelei, wehleidig, hinterlistig, launisch

Bei dieser Frage wurde von Männern und Frauen an erster Stelle genannt: zickig. Auch der Begriff launisch taucht bei beiden auf. Hier gibt es bei Männern und Frauen eine deutlichere Übereinstimmung bezüglich weiblicher Charaktereigenschaften.

Frage 4: Welche Charaktereigenschaften mögen Sie bei Männern überhaupt nicht?		
	antworten:	Arroganz, Unzuverlässigkeit, Machogehabe, überheblich, untreu
	antworten:	Arroganz, Sturheit, cholerisch, aggressiv, Macho, Memme

Interessanterweise lehnen Frauen wie Männer die Arroganz und das Machogehabe bei Männern ab. Beide Begriffe wurden in den befragten Gruppen deutlich genannt.

Es lässt sich sagen, dass sich hier auch eine kleine Deckungsgleichheit ergibt.

Interessant erscheint noch der Hinweis, dass Frauen nicht mögen, wenn Männer untreu sind. Dem Mann hingegen scheint das nicht nennenswert.

Frage 5: Auf welche eigenen Charaktereigenschaften sind Sie selbst besonders stolz?		
	antworten:	Freundlichkeit, Einfühlungsvermögen, ehrlich, zuverlässig, hilfsbereit, loyal, gemütlich
	antworten:	Ehrlichkeit, Zielstrebigkeit, hilfsbereit, aufrichtig, erfolgreich, pünktlich, zuverlässig

Schließlich werden die Charaktereigenschaften betrachtet, die sowohl die Frauen als auch die Männer an sich selbst mögen. Ja, in der Fragestellung wurde bewusst das Wort stolz verwendet.

Bei beiden Gruppen tauchen die Wörter Ehrlichkeit, Hilfsbereitschaft und Zuverlässigkeit auf. Soweit scheinen Frauen und Männer dann doch nicht voneinander entfernt zu sein. Damit hat es sich allerdings schon.

Frauen betonen neben Einfühlungsvermögen auch ihre Hilfsbereitschaft, ihre Loyalität und die Gemütlichkeit. Der Mann ist eher stolz auf Zielstrebigkeit, Pünktlichkeit und er will auch noch erfolgreich sein.

Teil 1 – Was denken Frauen und Männer vor einander?

Schuhe kaufen und Rasen mähen

Nun sollte herausgefunden werden, welche der genannten Verhaltens-muster eher auf die Frau oder eher auf den Mann zutreffen. Mehrfach-nennungen waren möglich.

	Das meinten die Frauen (in Prozent)			Das meinten die Männer (in Prozent)		
	typisch		gleich	typisch		gleich
	Mann	Frau		Mann	Frau	
Gut arbeiten im Team	7,58	10,69	14,22	10,10	8,01	14,29
Soziale Kontakte halten	6,35	15,17	8,89	7,53	13,09	12,93
Schuhe kaufen	2,05	19,48	3,56	1,92	19,92	5,10
Gut einparken können	14,96	6,03	8,89	16,99	4,10	8,84
Logisch denken	12,50	8,28	11,11	15,22	4,69	8,16
Viel reden	4,92	13,45	4,89	1,60	15,23	6,12
Eifersüchtig sein	9,63	6,72	14,22	5,13	15,04	14,97
Hetze nach Geld	13,32	5,86	16,44	9,62	10,16	13,27
Pünktlichkeit	6,76	13,45	12,00	11,06	8,20	12,24
Rasen mähen	21,93	0,86	5,78	20,83	1,56	4,08

Mit knapp 20 Prozent meinten die befragten Frauen und Männer ein ty-pisches Verhaltensmuster der Frau benennen zu können: Schuhe kaufen.

Wen wundert's? Umgekehrt meinten beide Geschlechter, dass der Mann besser den Rasen mähen könnte. Allerdings waren deutlich mehr Männer der Meinung, dass Frauen eifersüchtig sind.

Dagegen äußerten deutlich mehr Frauen, dass sie pünktlicher als Männer sind. Interessanterweise meinten Frauen wie Männer gleich, dass in Teamarbeiten beide Geschlechter gleich fähig sind.

Hier die Ergebnisse in einer anderen Darstellung. Blau: typisch Mann; Rot: typisch Frau; Grün: beide gleich.

So antworten die Frauen:

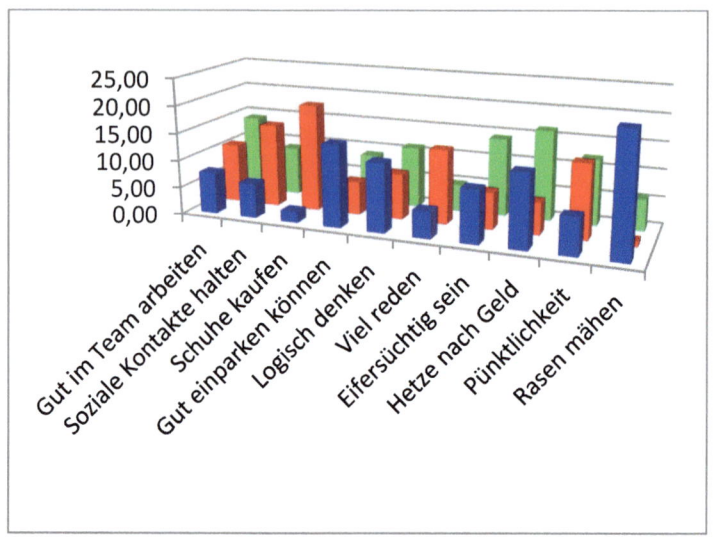

So antworten die Männer:

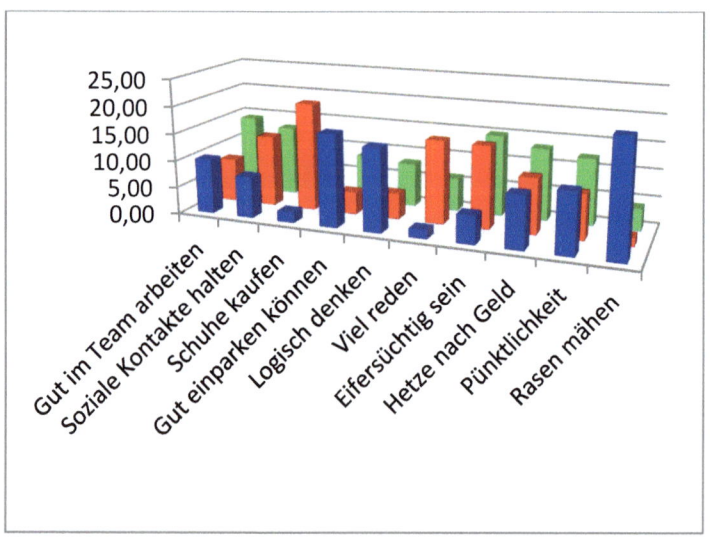

Teil 1 – Was denken Frauen und Männer vor einander?

Und schließlich wurde gefragt, welche Aussagen eher auf eine Frau zutreffen. Angaben in Prozent.

Frage: Was trifft eher auf eine Frau zu?	Das meinten die Frauen	Das meinten die Männer
hört gut zu	12,55	12,75
zeigt Gefühl	15,56	14,61
weint häufig	12,30	12,88
ist durchsetzungsstark	6,90	7,17
kann gut vermitteln	9,91	10,49
kann gut Kopfrechnen	2,76	2,66
flucht häufig	6,15	4,25
liest viele Bücher	13,17	11,02
ist treu	8,66	9,69
ist technisch begabt	1,51	2,79
ist wehleidiger	6,52	8,10
ist risikofreudiger	4,02	3,59

Lesebeispiel: 12,55 % aller befragten Frauen und ungefähr gleich viele Männer sind der Meinung, dass eher die Frau gut zuhört.

Hingegen meinen nur 1,51 % aller Frauen und 2,79 % aller befragten Männer, dass Frauen eher technisch begabt sind. Diese Fähigkeit stellt neben Kopfrechnen offensichtlich die größte Schwäche bei den Frauen dar.

Am besten schneidet die Frau beim Thema ‚zeigt Gefühl' ab. Hier kann der Mann offensichtlich nicht mithalten. Interessanterweise sind die Einschätzungen von Frauen und Männern (über Frauen) ziemlich ähnlich. Daraus könnte der Rückschluss gezogen werden, dass beide Geschlechter das Verhalten relativ gut einschätzen können.

Hier der Vergleich zwischen den Aussagen der Frauen (rot) und Männern (blau) „Die Frau …":

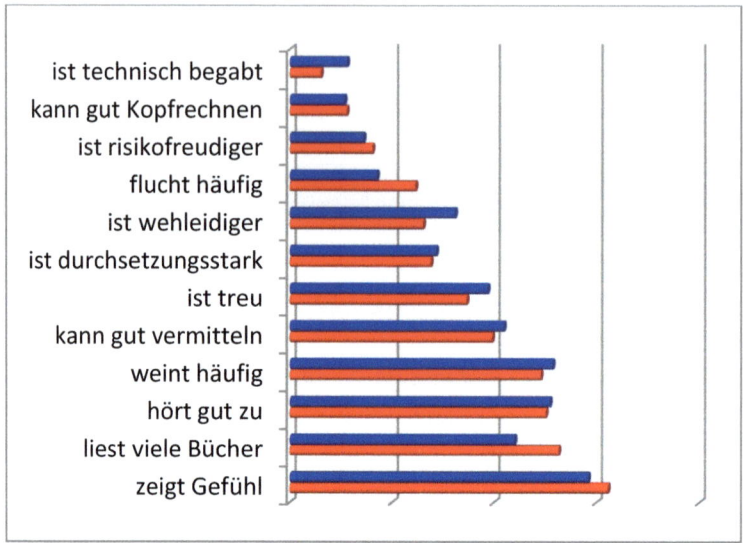

ist technisch begabt
kann gut Kopfrechnen
ist risikofreudiger
flucht häufig
ist wehleidiger
ist durchsetzungsstark
ist treu
kann gut vermitteln
weint häufig
hört gut zu
liest viele Bücher
zeigt Gefühl

Selbstverständlich kann unsere Statistik, die sich auf ca. 800 Befragte bezieht, nicht repräsentativ sein. Trotzdem gibt sie ein gewisses Stimmungsbild wieder.

Wo kommst du denn her?

Der kleine und der große Unterschied

> *Der beste Mensch sein, heißt zwischen sich und anderen den wenigsten Unterschied machen; der schlechteste, den meisten.*
> **Arthur Schopenhauer, dt. Philosoph**
> *(1788 - 1860)*

Der große Unterschied

Meistens geht es ja schon so los: In der Steinzeit kochte die Frau in der Höhle das Fleisch, das der Mann mitbrachte.

Der Mann hat ein besseres räumliches Vorstellungsvermögen, da er strategisch auf der Jagd mit seinen Kumpeln vorgehen musste. Während der Jagd konnte und sollte nicht viel gesprochen werden, um das Wild nicht zu verscheuchen. Wenige Wörter – großes Verstehen.

Jagen und genießen

Die Frau saß mit anderen Frauen des Stammes an der Feuerstelle. Während sie das lecker riechende Essen zubereitete, konnte sie sich mit den Frauen unterhalten. Sie konnten sich austauschen und reden. Und zwar viel reden. Ist es deshalb so, dass Frauen stundenlang miteinander kommunizieren können, ohne dass Wichtiges entschieden werden müsste?

Multi-Tasking versus rationales Denken

Da die Frau sich nicht nur um das Essen kümmerte, sondern auch um den schützenswerten Nachwuchs, und gleichzeitig den Höhleneingang im Auge haben musste ob dort drohender möglicher Gefahren, hatte sie sozusagen alles immer unter Kontrolle.

Ist das der Grund, weshalb Frauen kreativer denken, Männer hingegen logischer? Frauen können angeblich gleichzeitig mehrere Dinge erledigen, was heutzutage als Multi-Tasking bezeichnet wird.

Der Mann hingegen erledigte erst die eine Sache, dann die nächste und schließlich die folgende. Ein klassisches strategisches Vorgehen. Logisches Denken war gefragt.

Mit Multi-Tasking hatte er nicht viel zu tun.

Rechte und linke Hirnhälfte – die beiden Hemisphären

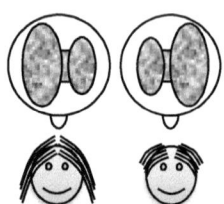

Stimmen diese beiden Ausprägungen der Verhaltensmuster der Steinzeitmenschen, passte das natürlich wunderbar in die trotzdem fragwürdige Theorie, dass Frauen eher mit ihrer rechten, kreativen Hirnhälfte arbeiteten, beziehungsweise dass diese eher trainiert wurde als beim Manne.

Nach dem Denkmodell vom Dänen Mogens Kirckhoff (*1944) arbeiten die beiden Hemisphären (Hirnhälften) verschieden (cerebrale Asymmetrie).

Der Steinzeit-Mensch brauchte eher die linke, rational arbeitende Hirnhälfte. Deshalb, so nehmen die Leute an, die dieser Theorie folgen, fällt es den Männern in der heutigen Zeit leichter, sich mit mathematischen, planerischen und organisatorischen Dingen auseinanderzusetzen.

Die Frau hingegen mag es wohnlich, kuschelig und gemütlich. Mit Mathematik und Technik ist sie in der Regel nicht zu locken. Sie denkt, fühlt und handelt demnach ganz anders als der Mann.

Prägung oder Vorurteile?

Soweit mag das ja alles in Ordnung sein, ergäben sich durch diese Denkweisen nicht festgezurrte Vorurteile.

Es ist erst einige Jahrzehnte her, dass es zum guten Familien-Ton gehörte, den Ehemann morgens mit einem Küsschen auf der Wange zu verabschieden, damit er in die weite Welt hinauskonnte, um das Geld zum Überleben heranzuschaffen.

Die treusorgende Ehefrau blieb selbstverständlich zu Hause, kümmerte sich um die Kinder, richtete den Haushalt und gestaltete alles so, damit der abends müde zurückkehrende Ehemann sich nur noch in den Stuhl fallen lassen musste, um nicht nur kulinarisch verwöhnt zu werden.

Im 21. Jahrhundert

Den meisten ist wohl klar, dass dieses Bild längst überholt ist. Es entspricht auch bei Weitem nicht mehr der Realität, zumindest nicht in unserer Kultur.

Erstens ist das klassische Familienleben, das vor 50, 60, 70 Jahren wie oben beschrieben noch üblich war, in dieser Art kaum mehr vorhanden.

Viele Menschen leben alleine oder ziehen den Nachwuchs als alleinerziehende Person heran. Frauen gehen selbstverständlich gleichberechtigt zur Arbeit.

Einige, weil sie es müssen, da der Partner nicht genügend für die Familie nach Hause bringt, andere aber auch, weil sie es so wollen.

Dass der Mann dann schon einmal die Rolle des Hausmannes übernimmt, wird nach und nach, allerdings recht zögerlich, von der Gesellschaft akzeptiert. Vielleicht braucht es nur noch ein paar Jahre, bis in diesem Bereich tatsächlich auch eine Gleichberechtigung gegeben ist.

Steinzeit und Neuzeit

Werden nun gedanklich die angenommene Entwicklung des Gehirns bei den Steinzeitmenschen zu den späteren Generationen verbunden, könnten sich die Frau im heutigen Berufsleben und der Mann im gesellschaftlichen Leben gar nicht optimal zurechtfinden.

Stimmen die Annahmen also überhaupt nicht? Oder kommen die sichtbaren Schwierigkeiten, die die Frau zu überwinden hat, wenn sie beruflich ins Management einsteigen will daher, weil die Evolution sie nicht optimal auf unsere ‚berufliche Welt' vorbereitet hat?

Diese Frage kann hier überhaupt nicht beantwortet werden. Vielleicht ist sie auch gar nicht zu beantworten.

Wie dem auch sei – Unterschiede sind zu sehen, auf die in diesem Buch näher eingegangen wird. Lassen Sie uns weiter überlegen.

Das Gehirn von heute

Bekanntlich wird das menschliche Verhalten von seinem Gehirn gesteuert. Gibt es möglicherweise Unterschiede bei Mann und Frau, wie bei der Theorie der verschiedenen Stärken der beiden Hemisphären beschrieben wurde? Spielt etwa das Gewicht des Gehirns eine Rolle bei Intelligenz und Verhalten?

Das menschliche Großhirn wiegt etwa 1.100 bis 1.550 Gramm. Bei Frauen sind das durchschnittlich 1.240 bis 1.300 Gramm, bei Männern 1.370 bis 1.450 Gramm. Aha, das weibliche Gehirn wiegt weniger. Da haben wir es ja!

Aufgepasst, bevor jemand die falschen Schlüsse zieht: Das Gewicht des Gehirns hat keine Auswirkungen auf die Fähigkeiten des Gehirns und schon gar nicht auf die Intelligenz eines Menschen. Also doch nicht.

Beispiele einiger gemessener Gehirngewichte:

- Justus von Liebig (1803 – 1873) 1.260 Gramm,
- Lord George Gordon Byron (1788 – 1824) 2.230 Gramm,
- Johann Christoph Friedrich Schiller (1759 – 1805) 1.580 Gramm.

Venus und Mars

Alles Papperlapapp meinen andere. Es sei jedoch lange schon kein Geheimnis mehr, meinen diese, dass die Frauen ursprünglich von der Venus kommen.

Venus war die römische Liebesgöttin, nach der dieser Planet benannt ist. Sie war die Stamm-Mutter und stand für Schönheit, erotisches Verlangen und Liebe. Passt genau auf die heutige Frau.

Der Mann hingegen kommt vom Mars. Der römische Kriegsgott hieß Mars. Er stand für Stärke, Überlegenheit und Schutz. Attribute, die dem heutigen Mann gerne nachgesagt werden.

Deshalb unterscheiden sich Frau und Mann so deutlich.

Klingt einleuchtend, dieser Erklärungsversuch. Wer es glauben will …

Adam und Eva

Vielleicht war ja alles doch ganz anders. In der Bibel ist im Buch Genesis (gr. ‚genesis' gleich ‚Geburt, Ursprung, Schöpfung') nachzulesen, dass Adam (hebräisch für ‚Mensch') von Gott erschaffen wurde. Schnell war wohl klar, dass Adam alleine auf der Erde nichts bringen wird. Also wurde ihm eine Frau – eine Frau – zur Seite gestellt, Eva (hebräisch für ‚die Belebte').

Dass bei diesem Vorgang Adam eine Rippe einbüßen musste, schien ihm egal zu sein. Zumindest ist nichts Gegenteiliges überliefert.

Da es keine Alternative gab, nahm Adam offensichtlich das Angebot der Partnerschaft unkritisch an.

Von Anfang an war also klar, dass der Mann allein auf dieser Welt nicht leben könnte. Sollte hin und wieder ein Mann mit dem Gedanken spielen, wie schön es auf dieser Erde ohne die kritischen und quengelnden Ehefrauen sein könnte, dann bleibt ihm über kurz oder lang nichts anderes übrig, als ganz schnell auf den realistischen Boden der Tatsachen zurückzukehren.

„Er wird über sie herrschen"

Zurück zum Paradies: Adam und Eva lebten glücklich (allerdings unverheiratet!) und sorgenfrei im Paradies/Garten Eden. Es gab weder Not, Stress noch Neid. Alles Gewünschte war im Überfluss vorhanden. Alles durfte nach Belieben genutzt und benutzt werden.

Alles – außer der Frucht, die verlockend am Baum der Erkenntnis hing. Denn: Diese Frucht konnte Gutes von Bösem unterscheiden.

Die gottesfürchtigen Adam und Eva hatten kein Verlangen nach diesem Apfel.

Das ging lange gut. Solange, bis die hinterhältige und heimtückische Schlange auftauchte. Sie verführte Eva zum Pflücken der verbotenen Frucht.

Danach probierte auch Adam. Schon nach wenigen Minuten bekamen beide ein schlechtes Gewissen, da sie etwas Verbotenes gemacht hatten.

Gott war böse. Er verwies beide auf der Stelle aus dem Paradies. Eva rief er hinterher: „Du hast Verlangen nach deinem Mann; er aber wird über dich herrschen."

Wow, das saß. Liegt hier der Grund der Unterschiedlichkeit zwischen Frau und Mann. Trotzdem: Ohne gleichberechtigte Frau geht es nicht darf nicht gehen – im Leben.

Amazonen

Eine Gruppe kriegerischer Frauen, die Amazonen, glaubten ohne Männer auskommen zu können. Sie waren begeisterte Reiterinnen und zögerten nicht, jeden Widerstand mit Gewalt niederzuschlagen.

Das Gebiet rund um das Schwarze Meer schienen sie gut im Griff zu haben. Aber: Wo sind die Amazonen geblieben? Offensichtlich sind sie trotz ihrer Kraft und ihres Mutes ausgestorben. Lag es an den fehlenden Männern?

The Man

Weitestgehend bekannt dürfte sein, dass ‚Mann' ins Englische übersetzt ‚man' heißt. Das Englische ‚man' heißt allerdings auch Mensch (auch Mannsbild). Woman hingegen heißt ausschließlich Frau beziehungsweise Weib. Hier taucht die Übersetzung ‚Mensch' nicht auf.

Lustig, dass in wo-man sich auch der Mann verstecken konnte.

Übrigens: Ein ladies's man ist nicht der Ehemann der Frau, sondern ein Frauen- beziehungsweise ein Weiberheld.

Es zeigt sich also deutlich, welchen Stellenwert der Mann in der sprachlichen Entwicklung eingenommen hatte.

Teil 1 – Was denken Frauen und Männer vor einander?

Geschlechts-Bezeichnung

Viele Wörter weisen auf das Geschlecht hin. Zum Beispiel:

- Herrschaft, herrenlos, Herrensitz, herrschaftlich, Herrscherge-
  schlecht, herrschsüchtig, herrschen, aller Herren Länder, Herren-
  haus, herrlich, Herrlichkeit, Herrgott

- alle Mann an Deck!, seinen Mann stehen, mannigfaltig, Mann-
  schaft, Mann-o-Mann!, Mannsbild, Spielmannszug, mannhaft, er
  ist Manns genug, Mannsbild, Mannschaftsgeist, mannshoch,
  Mannschaftswagen, Klabautermann, Steuermann, Seemann, Mann
  im Mond, mannestoll, Sensenmann, Wandersmann, Lebemann,
  sich ermannen, Manneskraft

Besonders originell: Herren-Mann-Schaft (!). Und wie gefällt Ihnen der
Begriff: Damen-Mann-Schaft?

Woher kommen diese männlichen Bezeichnungen? Durch männliche Nor-
men?

Bezeichnungen ohne Gegenstück

Bei den folgenden Begriffen fielen uns keine Gegenbezeichnungen ein.
Oder haben Sie schon einmal von einer Pantoffel-Heldin gehört?

- Kavalier, Chefsache, Witzbold, Snob, Schwachling, Vordermann,
  Einmannzelt, Gasmann, Sandmännchen, Bursche, Lustknabe,
  Lüstling, Lustmolch, Muskelprotz, Bettelmann, Hauptmann (nicht
  Hauptfrau s.u.), Kreuzfahrer, Hampelmann, Strohmann, Engel,
  Herrentorte, Herrenschokolade, Hagestolz, Krösus, Clown, Vor-
  stand, Gnom, Vaterland, Griesgram, Zwerg, Blaumann und
  schließlich der Heiland

Und hier fehlt das männliche Pendant.

- Frauengefängnis, Frauenarzt, Schreckschraube, Zimtzicke, Mauer-
  blümchen, Klageweib, Klatschbase, Damenstift, Zweit-, Neben-

und Hauptfrau (nicht Hauptmann s.o.), Hebamme, Zugehfrau, Damenkränzchen, Frauenpower, Fräulein, Emanze, Muttersprache, Elfe, Blaustrumpf, Muttermal, Kinderfrau

Hier kann es kein Gegenstück geben:

- Wöchnerin, Vaterschaftstest

Die weibliche Amazone entspricht dem männlichen Herrenreiter. Die Nonne arbeitet auf der einen Seite, der Mönch auf der anderen.

Und das Gegenteil eines Vatermörders (Hemdkragen in früherer Zeit) ist nicht der Frauenmörder.

In der Pflanzenwelt treffen wir auf Männertreu, aber auch auf den Frauenmantel und den Frauenschuh.

Der kleine Unterschied

Auf den ‚kleinen Unterschied‘ sind Männer besonders stolz. Denn hier haben sie endlich etwas, was die Frau nicht hat beziehungsweise nicht haben kann, da sie ja eine Frau ist.

Und egal, dass der Unterschied ein recht kleiner ist, spielt er für den Mann doch eine große und bedeutende Rolle. So groß, dass Sigmund Freud (1856 – 1939) sogar schon von einem Neid – Penisneid – untereinander sprach. Natürlich nur bei Männern.

Die Männer aus dem Kongo können auf durchschnittlich ‚schlaffe‘ 18 cm stolz sein und führen damit die weltweit gemessene Datenliste an. An letzter Stelle liegen die Bewohner aus Thailand mit 9,4 cm.

Die Deutschen liegen im Schnitt bei etwa 13,5 cm.

Der Mexikaner Roberto Esquivel Cabrera trumpft mit 48 cm auf (Quelle t-online.de 13.05.2015).

Sie sehen, liebe Leserinnen und lieber Leser, welche Bedeutung nur wenige Zentimeter Unterschied für den Einzelnen haben kann.

Obwohl hier nur von einem kleinen Unterschied gesprochen wird, prahlen Männer am laufenden Band mit dieser vermeintlichen Kleinigkeit, die offensichtlich eine sehr bedeutende Rolle im Leben des Mannes spielt.

Was mag die Frau, was mag der Mann?

Unterschiede bei der Wahrnehmung im Handel

> *Sich mit Männern zu streiten lohnt sich nicht,*
> *sie haben ja sowieso immer Unrecht.*
> **Zsa Zsa Gabor, öster.-ung.** *Schauspielerin*
> *(1917 - 2016)*

Der Autokauf

Was ist der Frau beim Kauf eines neuen Autos wichtig? Laut ADAC ist es der Kaufpreis (das meinen ca. 40 % der befragten Frauen). Zweitens die Form, das Design, das Aussehen (ca. 30 %) und die Zuverlässigkeit (ca. 24 %). Für SIE ist die Farbe und Bequemlichkeit wichtig, für IHN die Leistung und Geschwindigkeit.

Bei den befragten Männern nannten nur ca. 35 % den Kaufpreis als wichtigstes Kriterium. Auf dem zweiten Platz stand die Qualität mit etwas über 30 % und schließlich die Zuverlässigkeit mit ca. 28 %.

Greift hier das oben beschriebene Hemisphären-Modell?

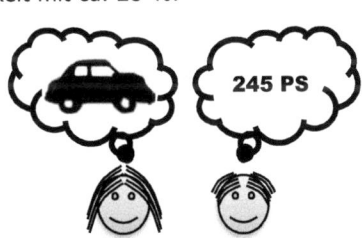

Die Verkaufsprofis im Autohaus kennen diese Geschlechts-Unterschiede natürlich bestens.

Deshalb verläuft das Verkaufsgespräch bei der Kundin unterschiedlich zu dem des Manns.

Herausfordernd kann das Gespräch dann werden, wenn Frau und Mann gleichzeitig ins Verkaufsgespräch eingebunden sind. Dann sind die Verkaufsprofis zur Höchstleistung aufgerufen.

Wer bucht Reisen?

In einem Beitrag der Welt am Sonntag vom 22.11.2015 ist laut Travador, einem Onlineportal für Kurz- und Erlebnisreisen, zu lesen, dass etwa drei Viertel der Buchungen von Frauen getätigt werden. Interessanterweise werden sie aber von drei Viertel der Männer bezahlt.

Noch eine interessante Information zu Reisezielen, die mit dem Auto zu erreichen sind. Frauen suchten sich Kurzziele aus, die im Schnitt 273 km vom Startpunkt entfernt waren. Der Mann hingegen gab einen Schnitt von 468 km an.

Die Hälfte aller Männer würde problemlos wieder in ein einmal gebuchtes Hotel zurückkehren. Bei Frauen liegt der Prozentsatz niedriger, nämlich bei 38 %. Ob nun der Mann bequemer ist oder die Frau nach mehr Abwechslung sucht, lässt sich aus diesem Artikel nicht ablesen.

Shopping

Angeblich nimmt jede zweite Frau einen Einkaufszettel mit, wenn sie in den Supermarkt geht. Bei den Männern soll es nur jeder Dritte sein.

Möglicherweise liegt es auch daran, dass Männer mehr vergessen? Tatsächlich verbringen Frauen länger im Supermarkt.

Für den Betreiber des Supermarktes ist es wichtig, dass sich ein Kunde so lange wie möglich im Markt auffällt. So steigt die Chance, dass der Kunde dieses oder jenes sieht, was er dann ‚spontan' in seinen Einkaufswagen packt.

Betritt nun ein Paar (eine Frau und ein Mann) den Supermarkt, wird dieses den Markt schneller verlassen als beispielsweise eine Frau mit ihrer Freundin. Aufgrund dieser Erkenntnis wird der Marktbetreiber versuchen, dem Mann Möglichkeiten einzuräumen, während des Besuchs ‚eigene Wege' zu gehen.

Teil 1 – Was denken Frauen und Männer vor einander?

Baumarkt

Baumärkte haben diese Vorgehensweise bis ins Detail umgesetzt. Gleich zu Beginn des Einkaufsweges ist eine Verkaufsfläche aufgebaut, die Produkte anbietet, die eher den Mann ansprechen.

Um bei Vorurteilen zu bleiben, nennen wir hier die klassische Bohrmaschine. Den Mann interessiert das Angebot, die Frau allerdings überhaupt nicht. Deshalb wird die Frau sagen: „Ich gehe schon mal vor" und räumt damit dem Mann die Möglichkeit ein, sich das Angebot intensiver betrachten zu können.

Dem Marktbetreiber ist es nun geglückt, das Paar zu trennen. Damit verlängert sich die Verweildauer und die Wahrscheinlichkeit den Umsatz zu erhöhen.

Schuhgeschäft

Wenn Sie am Samstag in einer Großstadt durch das Zentrum bummeln wird Ihnen auffallen, dass vor einigen Geschäften, schwerpunktmäßig vor Schuhgeschäften für die Dame, vereinzelt und verloren wirkende Männer stehen.

In der einen Hand halten sie Einkaufstaschen, in der anderen gegebenenfalls eine Zigarette. Was machen die Männer dort? Sie warten.

Auf wen warten sie? Auf die Ehefrau. Wo ist die? Na, im Schuhladen natürlich.

Da bekannt ist, dass die Frau im Schuhladen allein mehr Zeit braucht als zusammen mit ihrem Mann, wird die Wartezeit für ihn draußen deutlich ansteigen.

So wie die Zeit steigt, so sinkt die Laune.

Tritt die Frau dann mit geröteten Wangen, stolz auf ihren Einkauf, aus dem Laden, trifft sie dort auf den mürrischen Ehemann. Klar, dass sich für dieses Paar der Einkaufsbummel nicht als höchstes Glücksempfinden darstellen wird.

Blöd, dass es im Damenschuhgeschäft keine Bohrmaschine gibt.

Geschickte Ladenbesitzer werden eine einladende und bequeme Sitzecke einrichten, in der es sich der Wartende bequem machen kann. Das für die männliche Kundschaft geeignete Lesematerial verkürzt die empfundene Wartezeit.

Außerdem gehört es heutzutage zum guten Ton, einen perfekten Internetzugang zu gewährleisten.

Warenangebot – rational oder emotional präsentiert

Der Mann mag es übersichtlich. Er will schnell wissen, wo er was findet. Gute Beschilderung, auch an der Ware, hilft ihm, sich zu informieren. Er wünscht nicht unbedingt ein umfangreiches Beratungsgespräch zu durchlaufen. Lieber verzichtet er auf einen Einkauf.

Für die Frau ist die ansprechende Warenpräsentation (Optik) schon viel wichtiger. Bei angenehmer Hintergrundmusik (Akustik) lässt sich gut zwischen der Warenpräsentation schlendern. Die Frau mag gerne die Ware anpacken, drehen und von allen Seiten betrachten.

Beobachten Sie einmal eine Frau in einem Bekleidungsladen. Zählen Sie mit, wie oft sie ein ausliegendes oder aushängendes Kleidungsstück im Vorbeigehen berührt.

Das heißt, dass der Tastsinn (Haptik) viel deutlicher angesprochen wird. Das gilt auch für den Geruchssinn (Olfaktorik), was beispielsweise in der Parfüm-Abteilung wahrnehmbar wird. Freundliches Verkaufspersonal wird von der Frau sehr geschätzt.

Lieblingsfarbe

Etwa 38 % aller Deutschen mögen die Farbe Blau am liebsten. Gefolgt von Rot mit 20 % und Grün mit 12 % (www.metacolor.de, Jan. 2017).

Bei der Vorliebe für die Farbe Blau gibt es einen kleinen prozentualen Unterschied zwischen Frauen und Männern. Die Lieblingsfarbe Blau mögen 36 % der Frauen, aber auch 40 % der Männer. Die Zahlen sprechen für eine deutliche Mehrheit bei beiden Geschlechtern.

Einen deutlichen Unterschied gibt es in der Farbe Rosa. Frauen mögen diese Farbe mit 8 %, wobei Rosa auf Platz vier landet. Männer mögen diese Farbe nur zu 2 %. Die Farbe Rosa landet auf dem achten Platz.

„Rosa für das Mädchen, Hellblau für den Jungen."

Teilweise schon vor der Geburt, spätestens nach Bekanntwerden des Geschlechts des zukünftigen Erdenbürgers, wird ‚typisch Mädchen' und ‚typisch Junge' gedacht und gehandelt.

Das mag sehr besorgt, behütet und/oder vorsorgend klingen und gemeint sein. Bei aller Fürsorge bedeutet das, dass das Neugeborene geschlechtsspezifisch aufgezogen wird. Ihm werden bestimmte Erwartungshaltungen aufgedrängt.

Unter Umständen werden die stolzen Eltern schon Himmel stürmende Pläne schmieden. „Meine Tochter wird einmal in einer prunkvollen Hochzeitskutsche vorfahren", schwärmt die stolze Mutter.

„Mein Sohn wird ein klasse, draufgängerischer Fußballer", freut sich der stolze Vater.

Alles mag gut gemeint sein. Um es etwas überspitzt auszudrücken: Das Kind wird nicht etwa frei erzogen, sondern im Gegenteil so, wie die Eltern, die Verwandtschaft, die Gesellschaft es für richtig (und geschlechtstypisch) empfinden. Sieht ein Neugeborenes in den ersten Lebensmonaten nur ‚rosa', sieht es möglicherweise bald ‚rot'?

Das Rosa des Mädchens wird im Lauf des Lebens Rot. Das Hellblau des Jungen mutiert zum Dunkelblau. Ein Leben lang begleiten die beiden Farben das jeweilige Geschlecht. Anfangs bei Spielzeug, Kleidung und Schultüten, später bei Geschenkverpackungen, Parfümflakons bis hin zu den Hintergrundfarben bei (PowerPoint-) Präsentationen.

Diese Zuordnung unterstützt die Prägung zu bestimmten Verhaltensmustern: „Das tut man sich …" Beispielsweise: „Ein Junge weint nicht", „Ein Mädchen prügelt sich nicht" und endlos viele andere ‚wohlwollende' Aussagen.

Die vergangenen Jahrzehnte zeigten, wie schwer es ein Individuum einer Geschlechtergruppe hatte, aus solch einem System auszubrechen. Frauenrechtlerinnen wie die Suffragetten (siehe dort), aus der Neuzeit beispielsweise die Feministin Alice Sophie Schwarzer (*1942) sowie unbekanntere Namen wie die Kämpferinnen für Frauenrechte Tawakkol Karman (*1979, Jemen), Ellen Johnson Sirleaf (*1938, ehem. Präsidentin Liberia), Leymah Roberta Gbowee (*1972, Liberia), alle immerhin mit der Auszeichnung des Friedensnobelpreises im Jahr 2011.

Umgekehrt kämpften neben Frauen viele Männer für die Akzeptanz der Vielfalt der sexuellen Freiheit, um aus der klassischen Geschlechterrolle auszubrechen.

Rot und Blau ursprünglich

Interessanterweise war die Farbe Blau ursprünglich und eindeutig mit dem weiblichen Geschlecht verbunden. Maria, die Mutter Jesu Christi, wurde und wird traditionell im blauen Umhang/Gewand abgebildet – und zwar seit Jahrhunderten.

Die Farbe Rot (ursprünglich sehr aufwendig und damit teuer herzustellen) war den Geistlichen vorbehalten. Klassischerweise tragen Kardinäle rote Gewänder und eine rote Kappe/Mitra. Die rote Farbe wird als Kardinalspurpur bezeichnet. Sie soll an das Blut zahlreicher Märtyrer erinnern, die um ihres Glaubens willen ihr Leben ließen.

Sind Männer wehleidiger? – Die Grippe schlägt zu!

Muss der Mann einmal husten, fühlt er sich sofort sterbenskrank. „Wo ist der Hustensaft?" Männer sind ja so unglaublich empfindlich.

Spötter reden hier von der ‚hochgefährlichen Männergrippe'.

Sofort packt sich der Mann an die Stirn, um zu fühlen, ob ihn das Fieber bereits erwischt hat und er sofort auf eine Krankenstation eilen muss – also sich mit Blaulicht ins Krankenhaus bringen lässt. Ist es wirklich so schlimm?

Teil 1 – Was denken Frauen und Männer vor einander?

Wann ist der Mann ein Mann?

Das fragt und singt Herbert Arthur Wiglev Clamor Grönemeyer (*1956) in seinem Männer-Song. „Männer sind so verletzlich – Männer sind auf dieser Welt einfach unersetzlich."

Und außerdem: „Männer haben's schwer, nehmen's leicht – außen hart und innen ganz weich." Na bitte. Jetzt ist ja alles klar. Danke für die Aufklärung.

Der Mann mit seinem abgeklärten, harten Äußeren trägt einen inneren, weichen Kern.

Wie häufig sind Frauen krank?

Im Schnitt fehlt die Frau an 16 Tagen im Jahr an ihrem Arbeitsplatz. Der Mann hingegen an 14 Tagen. Männer haben knapp 50 % mehr Fehltage als Frauen aufgrund von Verletzungen, Frauen ca. 65 % mehr wegen psychischer Erkrankungen. Diese Daten wurden dem Magazin Praxis + Recht (DAK 2015) entnommen.

Die Quelle: Praxis + Recht, bezugnehmend auf Deutsche Hauptstelle für Suchtfragen DHS, ermittelte für Deutschland folgende Daten:

Etwa 1,8 Millionen Menschen sind akut alkoholabhängig. Bei weiteren 1,6 Millionen liegt Alkoholmissbrauch vor. Dabei sind Männer doppelt so häufig betroffen wie Frauen. Alkoholkrankheit beziehungsweise riskanter Alkoholkonsum fordert angeblich 74.000 Todesfälle jährlich.

Eine ähnliche Zahl von Menschen in Deutschland, knapp 2.000.000, sind arzneimittelabhängig. Frauen sind doppelt so häufig betroffen wie Männer.

Hygiene – Hände waschen

Kennen Sie das Bild? Frauen stehen in langer Schlange vor der WC-Tür, da alle Kabinen besetzt sind. Bei den Männern scheint das ‚Geschäft' schneller zu laufen.

Woran liegt die Warteschlange? Nun, bei den Damen gibt es üblicherweise nur Kabinen, für das ‚kleine und das große Geschäft‘. Der Mann kann zusätzlich auf ein Urinal zurückgreifen, sodass seine Verweildauer in den Waschräumen kürzer wird.

Weitere Beobachtungen zeigen, dass Frauen manchmal mit Handtaschen die Toilettenräume aufsuchen, was mehr Umständlichkeit erzeugen kann. Gleichzeitig nutzen viele Frauen den Besuch der Waschräume, sich im Spiegel kritisch zu betrachten und Make-Up-Korrekturen vorzunehmen. Das kostet Zeit.

Die London School of Hygiene and Tropical Medicine fand heraus, dass sich Frauen anschließend häufiger die Hände waschen als Männer. Besonders schlimm zeigt sich das nach dem Besuch einer Raststättentoilette.

Nur ca. 30 % der Männer aber mehr als 60 % der Frauen reinigen sich die Hände nach der Benutzung der Toilette. Entspricht das dem Bild der reinlichen Deutschen?

Im Stehen oder im Sitzen pinkeln?

Bei diesem Thema können heftige Diskussionen entstehen. Der Mann steht lässig, eine Hand in der Hosentasche, vor der WC-Schüssel.

Der Deckel ist hochgeklappt, der WC-Sitz nicht. Entkrampft und (scheinbar) zielgenau, trifft er das Innere der Keramik.

Unzählbare Partnerinnen wie auch die ‚Klofrau‘ (und der Klomann) können das Gegenteil beweisen.

So lautet die Forderung der Frau an den Mann: „Hinsetzen!“, was viele Männer als ihrer unwürdig empfinden.

Reinigungspersonal öffentlich zugängiger Toiletten bestätigen, dass die Frauentoiletten mindestens genauso verschmutzt zurückgelassen werden, wie die der Männer.

Soviel zur Hygiene.

Teil 2 – Wenn sich Mann und Frau kennenlernen

Mann und Frau begegnen einander ... Etwas näher als üblich

Flirten und Komplimente aussprechen

Flirten ist etwas, wozu Frauen immer bereit sind,
solange andere Frauen zuschauen.
Oscar Fingal O'Flahertie Wills Wilde, ir. Schriftsteller
(1854 - 1900)

Heftig flirten

Trotz oder vielleicht gerade wegen aller Gegensätze ziehen sich Männer und Frauen an. Betrachten wir also im Folgenden jene Frauen und Männer, die Kontakt mit dem anderen Geschlecht aufnehmen wollen.

Das Internet bietet diverse Foren und zahlreiche Plattformen an, auf denen sich Singles treffen können. Der persönliche Kontakt ist immer noch ausschlaggebend, ob und wie sich eine Beziehung entwickelt.

Immerhin gaben nach der Welt am Sonntag vom 23.08.2015 58 % aller Singles an, sich im Internet schon einmal nach einem Partner umgeschaut zu haben. Spiegel.de beziffert die Zahl am 01.02.2018 auf 53 %.

Nach dieser Quelle sollen über 7.400.000 Deutsche ihre/n Partner/in im Netz gefunden haben.

Wirkliches Interesse

In den folgenden Betrachtungen wird nicht mehr der oberflächliche kurzzeitige Kontakt betrachtet. Vielmehr rückt nun das wirkliche, das persönliche Interesse am Gegenüber in den Fokus.

Verhielten sich Frauen und Männer im Flirt gleich, dann gäbe es diesbezüglich sehr wahrscheinlich gar keine Herausforderung oder Schwierigkeiten mehr.

Wir werden aber sehen, dass beim Flirt die Rolle der Frau und die Rolle des Mannes ziemlich eindeutig gespielt beziehungsweise durchlaufen werden. Von der Frau wird erwartet, dass sie sich so und so verhält. Analog gilt das für den Mann auch.

Flirt und Kompliment

Schauen wir mal, was der Duden zum Flirt schreibt. Flirt, der; - [e]s, -s (harmloses, kokettes Spiel mit der Liebe). Aha. Dazu grenzt er ab: das Kompliment (lobende, schmeichelnde Äußerung).

In der ersten Bezeichnung kommt also deutlich die Liebe ins Spiel.

So einfach ist die Abgrenzung zwischen Kompliment und Flirt nicht zu ziehen, da beides gleichzeitig miteinander im Spiel ist. Umso wichtiger ist es, sich mit diesem Thema ausführlicher zu beschäftigen.

Harmloser Flirt?

Es gibt zahlreiche Situationen, in denen ein kurzer, harmloser Flirt ange-bracht ist. Sei es bei der netten Verkäuferin, dem smarten Kellner oder der freundlich lächelnden Dame hinter dem Ticket-Schalter.

Ein paar Momente harmlosen glücklichen Zusammenseins. Dieser harm-lose Flirt erzeugt ein Lächeln, ein paar Augenblicke positiver Gefühlsemp-findungen – aber nicht mehr.

Die Betreffenden stehen in der Regel nicht in beruflicher Zusammenar-beit; es entwickelt sich keinerlei weitere Konsequenz aus diesem kurzen Flirt. Er entsteht aus dem Moment heraus.

Machen Sie deutlich, ob es sich bei Ihrem Verhalten noch um einen harm-losen Flirt handelt oder ob daraus – vielleicht nur verdeckt – schon ein ernst gemeinter Flirt werden könnte.

Der ernst gemeinte Flirt

Jetzt wird es ernst: Im Unterschied zum harmlosen Flirt gibt es den ernst gemeinten Flirt. Dieser hat ein deutliches Ziel und ist manchmal spontan, oft aber geplant.

Jetzt ist es so, dass Sie von dem anderen etwas wollen. Nämlich das Zusammensein mit dem ausgesuchten Flirtpartner.

Im vorliegenden Knigge-Ratgeber wollen wir auf den Unterschied hinweisen; der feine beziehungsweise feinsinnige Flirt ist nicht mit einer plumpen Anmache zu verwechseln.

Der Flirt ist deutlich eleganter und zeigt Umgangsformen und Stil.

Außerdem schwingt beim Flirt in der Regel eine gewisse erotische Komponente mit. Eine sexuelle Spannung entwickelt sich. Allerdings muss der erfolgreiche Flirt nicht zwangsläufig (direkt) im Bett enden. Wobei es hingegen bei manchem Flirt häufig das zu erreichende oder erhoffte Ziel ist.

Erotische Spannung aufbauen

Also dann mal ran! Schon sind wir bei einem ganz wichtigen Punkt: Bauen Sie einen positiven Einstieg zum Flirt auf! Lassen Sie den Funken überspringen. Warten Sie nicht, bis andere Ihnen zuvorkommen.

Nehmen Sie Blickkontakt mit dem gewünschten Gesprächspartner (oder besser: Ihrem Flirtpartner) auf, lächeln Sie und gehen Sie direkt auf die Person zu.

Wie beim Smalltalk zählen natürlich auch beim Flirt vergleichbare Vorgehensweisen. Hier sind die Themen allerdings deutlich weniger berufsorientiert, denn Sie wollen sich ja privat kennenlernen. Das heißt, dass sehr gut über Essen, Kultur und Urlaub gesprochen werden kann.

Ganz wichtig beim klassischen Flirt-Smalltalk ist, die gegenseitige Sympathie muss deutlich werden, da ja die beschriebene erotische Komponente mitschwingt. Von beiden Seiten muss sich Interesse aufbauen, um das oben genannte Ziel zu erreichen.

Eine positive und entspannte Atmosphäre schaffen

Schauen Sie, dass Sie sich in einer entspannten räumlichen Atmosphäre befinden. Große Lärmquellen, Enge, Unruhe verlangen eine größere Herausforderung, um zum gewünschten Ziel zu kommen.

Ebenso soll eine angstfreie, positive Atmosphäre herrschen. Unter Druck und körperlicher wie seelischer Anspannung bleibt der Erfolg in weiter Ferne.

Strahlen Sie eine positive, sympathische Lebenseinstellung aus. In der eigenen Ausstrahlung wie auch in Ihrer Wortwahl.

Sollten Sie nicht in passender Stimmung sein, sich unwohl fühlen, krank sein – lassen Sie es lieber sein. Wer mag sich schon gerne mit kränkelnden, schwächelnden Menschen einlassen?

Treten Sie überzeugend, begehrenswert, positiv eingestellt auf. Demonstrieren Sie, dass es sich lohnt, auf den Flirt mit Ihnen einzugehen. Zeigen Sie, dass Sie ein Gewinner sind, ohne arrogant zu wirken.

Bevorzugen Sie eine positive Wortwahl

Achten Sie auch auf Ihre Wortwahl. Negative Wortbezeichnungen sind fehl am Platz. Also sollten Sie Wörter vermeiden wie: keine, nicht, niemals, Probleme, Schwierigkeiten, Pech, Konflikte, Krach und ähnliche.

Probleme überlassen Sie anderen! Daraus folgt, dass auch Ihre Erfahrungen oder Erlebnisse so weit wie möglich positiv dargestellt werden: „Toller Urlaub, spannender Film, abwechslungsreiches Angebot und so weiter."

Menschen bevorzugen es, mit erfolgreichen Menschen zusammen zu sein und nicht mit solchen, die nur Probleme mit sich ziehen. Profis vermeiden deswegen unglückliche Formulierungen wie: „Ich hatte ein Problem." Besser ist: „Ich konnte folgende Herausforderung meistern."

Sprechen Sie nicht ins Leere oder blicken irgendwohin. Schauen Sie Ihr Gegenüber direkt an! Sprechen Sie Ihre/n potentielle/n Flirtpartner/in möglichst direkt von vorne an.

Als Gewinner darstellen

Beim Flirten treten Sie nicht als Bittsteller auf. Sie selbst sind es, den es zu begehren gilt! Zu viel erwartet?

Zeigen Sie sich als Gewinner, als erfolgreich. Übertreiben Sie aber nicht, denn Menschen haben auch Fehler und Schwächen – und Sie sind ein Mensch!

Zeigen Sie sich in Ihrer Körpersprache aufgeschlossen, interessiert und ansprechend. Suchen Sie immer wieder Blickkontakt, dann aber auch wieder mal ein kurzes, demütiges, unschuldiges, nach unten Schauen.

Strahlen Sie, zeigen Sie darüber Freude, dass Sie Ihren Flirtpartner gefunden haben.

Aufpassen: Sie überzeugen nicht, wenn Sie Ihre zahlreichen erfolglosen Flirtversuche schildern, noch, wenn Sie durchblicken lassen: „Es ist mir ein Leichtes, jeden Tag eine neue Frau für mich zu gewinnen!" Themen wie ‚eigene Kinder' oder ‚Frau/Mann zu Hause' blockieren eher den Weg zum Ziel.

Flirt-Sprüche

Vielleicht klingen Flirt-Sprüche ganz lustig, aber ob sie ‚wirklich' wirken? „Es wäre mir wirklich eine außerordentliche Ehre, Sie heute Abend zu mir nach Hause tragen zu dürfen."

Eine persönliche und ehrliche(re) Ansprache überzeugt eher und ist damit meist erfolgreicher.

Styling

Die meisten Flirtenden finden es ansprechend, wenn das Gegenüber schick, adrett, geschmackvoll gekleidet ist. Eine typgerechte Frisur, saubere Hände und Fingernägel, gepflegte, moderne Schuhe gehören dazu. Aber nicht zu aufgebretzelt, liebe Damen!

Körperliche Hygiene, passendes Make-Up, ein die Persönlichkeit unterstreichendes Parfüm, erhöhen die Anziehungskraft. Liebe Herren, ein Drei-Tages-Bart ist nicht vergleichbar mit unrasierter Gesichtsfläche!

Lassen Sie Ihr Mobil-Phone eingesteckt, Ihr ausgewähltes Flirtobjekt ist jetzt wichtiger als eine Nachricht via Facebook, Instagram und Co.

Strahlende Zähne und Augen ergänzen das überzeugende Bild.

Ihre gepflegte und gut gewählte Kleidung passt zu Ihnen und zum Anlass. Sie fühlen sich wohl in Ihrem Outfit. Ihr Styling ist perfekt.

Verteilen Sie Schmeicheleinheiten

Schmeicheln Sie Ihrem Gegenüber, ohne es allerdings extrem zu übertreiben. Ein bisschen Schönfärberei ist in Ordnung. Suchen Sie das Positive beim Flirtpartner. Besonders das, was Sie anspricht. Dann werden Sie schon eine Menge Dinge finden, die Sie erwähnen können, angefangen beim eleganten Schmuck, bei der passenden Farbgebung der Kleidung und so weiter.

Zeigen Sie sich charmant und überzeugend, ohne arrogant und egoistisch zu wirken. Bringen Sie Informationen von Ihrem Gegenüber in Erfahrung, aber fragen Sie nicht aus. Ihr Gegenüber soll ja auch einiges von Ihnen erfahren.

Also geben Sie ihm die Möglichkeit hierzu. Werfen Sie hin und wieder einiges über Ihr eigenes Verhalten ein wie: „Ich finde es toll, wenn ..." Oder: „Sehr gern mag ich ..." Und: „Besonders reizt mich ..."

Zeigen Sie mit solchen Aussagen, dass Sie ein ,Mensch' mit eigenen Ansichten sind. Wecken Sie dadurch Neugierde – aber verfallen Sie nicht in Monologe. Entdecken Sie Gemeinsamkeiten.

Legen Sie auch mal bewusst Pausen ein. Übrigens: Eine tiefe, ruhige Stimme wirkt auf viele überzeugender als eine schnelle, schrille Sprechweise.

Verführerische Körpersprache beim Flirt

Setzen Sie Ihre Körpersprache gekonnt ein. Das gegenseitige Spiegeln der Körpersprache ist beim Flirt äußerst vorteilhaft.

Beim Sitzen können Sie ein Bein überschlagen. Schnell werden Sie merken, dass sich Ihr/e Flirt-Partner/in körpersprachlich spiegelt.

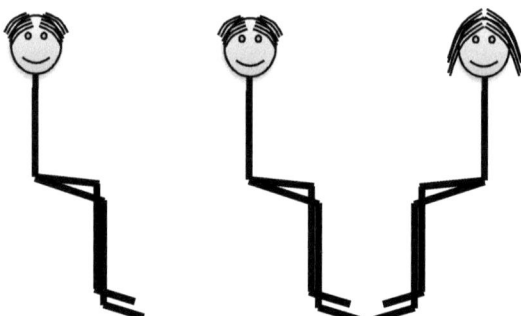

Vermeiden Sie eine körpersprachliche Blockadehaltung. Ein Bein quer auflegen signalisiert eine abwartende, blockierende oder gar abweisende Haltung (natürlich ist das nicht passend beim Tragen eines Rocks).

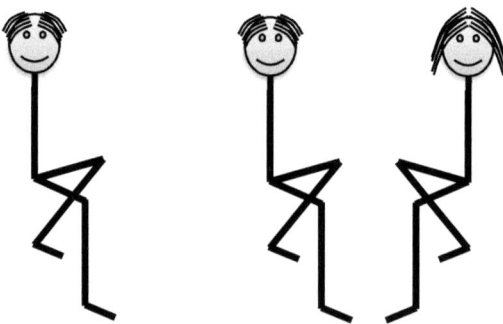

Spiegelt sich hier Ihr/e Flirt-Partner/in körpersprachlich, zeigen beide, dass aus dem Flirt nichts mehr wird. Nehmen Sie das übergelegte Bein direkt runter!

Vergleichbares gilt für das Verschränken der Arme vor dem Oberkörper.

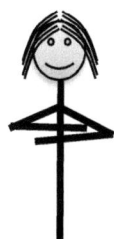

Lassen Sie die Arme unverschränkt und signalisieren eine entspannte, offene Körpersprache.

Liebe Männer. Setzen Sie sich nicht breitbeinig. Das wirkt machohaft. Darauf steht nicht jede Angeflirtete.

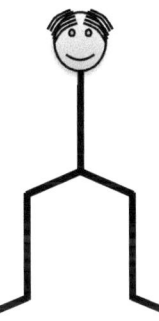

Feine Unterschiede beim Flirten

Obwohl wir in einem Land leben, in dem Frauen und Männer als gleichberechtigt gelten, gibt es in der Körpersprache beim Flirt kleine aber feine Unterschiede.

Verläuft der Flirt gut, dann kann die Frau gelegentlich den Mann für einen kurzen Augenblick berühren. Eine ‚zufällige' Berührung an der Schulter oder am Ellbogen des Mannes bereitet ihm ein leichtes Prickeln.

Der Mann hingegen sollte sich bei Berührungen deutlich zurückhalten. Erst wenn ganz deutlich ist, dass der Flirt im erotischen Sinne zum Erfolg führen wird, darf auch der Mann vorsichtig Körperkontakt zur Frau aufnehmen.

Hemmschwellen überwinden

Fassen wir alles bisher Gesagte zusammen, können wir sagen, dass nachvollziehbarer Weise eine gewisse Hemmschwelle überwunden werden muss, um auf die andere Person zuzugehen. Es ergibt sich ja nicht jeden Tag der Wunsch oder die Option auf einen ernsthaften Flirt.

Wichtig ist dabei, selbstbewusst aufzutreten und gezielten Blickkontakt zu halten. Steigen Sie in einen charmanten Smalltalk ein – und vor allem halten Sie diesen aufrecht.

Wer fragt nach dem ersten Date?

Die Welt am Sonntag schreibt am 23.08.2015, dass 93 % aller Frauen sich wünschen, der Mann möge nach dem ersten Date fragen. Auf der anderen Seite sind es 16 % der Männer, die das gerne der Frau überließen. Tatsächlich ergreifen am Ende 83 % der Männer die Initiative.

Tipps für die flirtende ‚Sie'

Nun betrachten wir die deutlichen Unterschiede zwischen Mann und Frau beim Flirt. Beginnen wir mit der flirtenden Frau.

Eine der wichtigsten Regeln lautet: Halten Sie immer wieder Blickkontakt und denken Sie daran, ‚ehrlich' zu lächeln.

Flirten braucht Blickkontakt – Der Initial Look

Nehmen wir an, Ihre Einstellung ist „der Mann soll den ersten Schritt machen", kann es sein, dass Sie DEN Traumtypen nie kennenlernen werden.

Daraus folgt: Ergreifen Sie die Initiative! Schauen Sie den Betreffenden an.

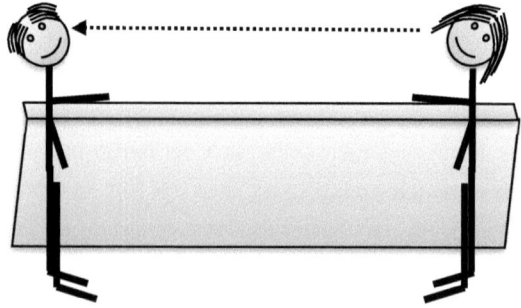

Der erste Blick, genannt ‚initial look‘, dauert bis zu etwa drei Sekunden.

Hat der Mann erkannt, dass er von Ihnen angeschaut wird, wird er nun seinerseits den Blickkontakt zu Ihnen aufnehmen.

Er hat Ihr Interesse erkannt und reagiert entsprechend. Sobald Sie seinen Blickkontakt verspüren, schauen Sie zur Seite. Am besten den Blick nach unten richten und

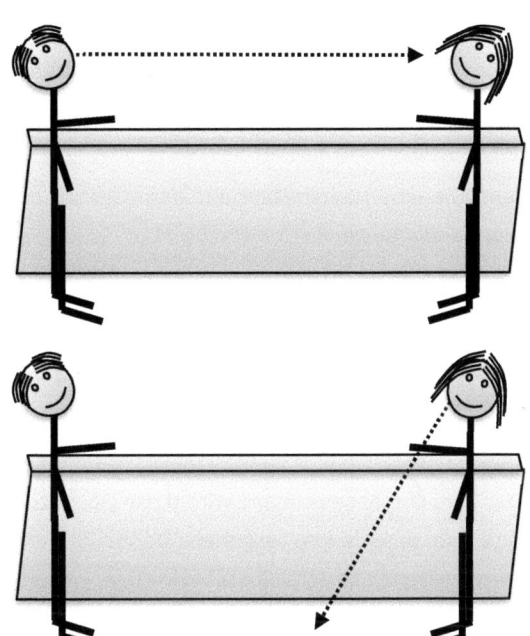

dabei den Kopf leicht zur Seite neigen.

Das kann als eine Art Unschulds- und Demutsgeste gedeutet werden. Sie ‚unterwerfen‘ sich dem Gegenüber. Das gibt ihm ein Gefühl der Überlegenheit und heizt sein ‚Jagdfieber‘ an.

Manchen Frauen mag dieses Vorgehen als zu devot (und als überholtes Rollenbild) erscheinen. Jede Frau kann natürlich selbst entscheiden, wie sie vorgehen will. Mit vorliegender Beschreibung soll lediglich dargestellt werden, wie ‚typischerweise‘ der Ablauf erfolgt.

Spielen Sie mit der Hand an Ihrem Getränkeglas, fahren Sie scheinbar gedankenverloren am Glas von oben nach unten und zurück. Das vermittelt – unbewusst natürlich – die Sehnsucht danach, berührt zu werden.

Die Ich-Mache-Mich-Schön-Geste

Zur Ergänzung für die Frau noch eine besonders interessante und wirkungsvolle Geste, die in beruflichen Verhandlungen eher Nervosität und Schwäche ausdrückt, im Flirt hingegen eine gewisse Demut und Begehrlichkeit zeigt.

Wenn Sie eine Haarsträhne aus dem Gesicht streichen, zeigt genau diese Geste die ‚Ich-Mache-Mich-Schön-Geste'.

Und nachvollziehbarerweise macht sich jemand schön für den anderen.

Ein freundliches Kompliment an den Flirtpartner, der diese Geste bewusst oder unbewusst, aber in jedem Fall positiv wahrnimmt.

Aber Vorsicht, liebe Damen: Wird diese Geste zu häufig eingesetzt, kann der Effekt nach hinten losgehen. Denn: <u>Zu</u> schön sein, kann auch ein gewisses Defizit an Intelligenz vermitteln, weswegen diese Geste im Berufsleben vermieden werden sollte.

Suchen Sie nach einer Weile wieder den Blickkontakt, was bei Ihrem Gegenüber den Wunsch, Kontakt aufzunehmen erhöht.

Nach einigem Hin und Her steigert ein verführerisches Lächeln und reizvoller Augenaufschlag die Erfolgsaussicht.

„Ich vertraue dir"

Verspricht der Flirt erfolgreich zu werden, ist manchmal zu beobachten, dass die Frau ihren Kopf kurz nach hinten legt, zum Beispiel dann, wenn sie lacht. Dabei zeigt sie den Hals und ihre ungeschützte Kehle. Dieses Verhaltensmuster symbolisiert Vertrauen.

Bei der Jagd von Raubtieren kann beobachtet werden, wie diese der hilflosen Beute Zähne in die Kehle hauen. Liebe Frauen, das Zeigen des Halses bedeutet: „Ich vertraue dir, du wirst mich nicht verletzen."

Ein positives Signal für den flirtenden Mann.

Erotische Schrittfolge

Bisher wurde davon ausgegangen, dass Frau und Mann einander gegen-
übersitzen oder -stehen. Nun wird der komplette Körper mit einbezogen.

Als Frau haben Sie die Möglichkeit, durch die Art wie Sie gehen, erotische
Impulse auszusenden. Nehmen wir an, Sie sind auf dem Weg vom
Waschraum zurück zur Bar, wo Ihr Flirtpartner wartet.

Setzen Sie Fuß vor Fuß; gehen Sie sozusagen auf einer Linie.

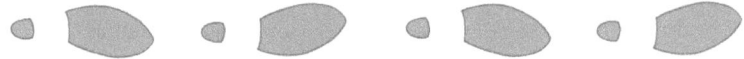

Dadurch bewegt sich Ihre Hüfte seitwärts, was einen reizvollen und eleganten Auftritt ergibt. Das wirkt sympathisch.

Setzen Sie Ihre Füße zu breit auseinander, kann die Gangart ‚burschiko-
ser‘ damit weniger anziehend wirken.

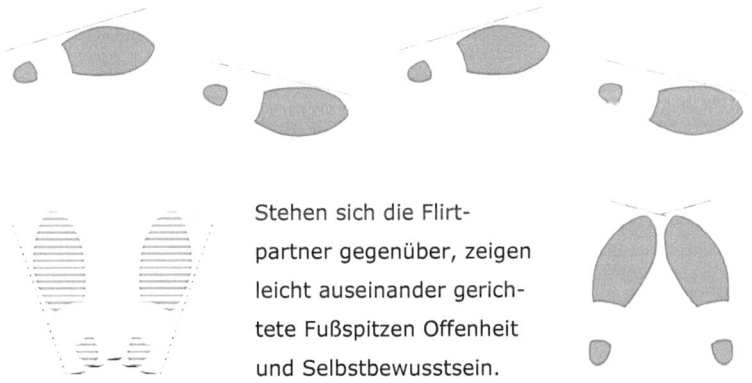

Stehen sich die Flirt-
partner gegenüber, zeigen
leicht auseinander gerich-
tete Fußspitzen Offenheit
und Selbstbewusstsein.

Die umgekehrte Stellung der Füße steht eher für Schüchternheit und
mangelndes Selbstbewusstsein.

Denken Sie daran: Sie wollen als ‚Gewinnerin‘ überzeugen, weshalb die
obere Variante zu bevorzugen ist. Die genannten Beispiele gelten selbstverständlich auch für Männer.

Tipps für den flirtenden ‚Ihn‘

Nun kommen wir zu den besonderen Verhaltenstipps für den flirtenden Mann.

Damit Ihr Flirt überhaupt zum Ziel führen kann, muss Frau erkennen, dass Sie Kontakt suchen. Mürrisch ins Glas schauen führt kaum zum Erfolg. Sitzen oder stehen Sie gerade. Schauen Sie sich um und zeigen einen positiven Gesichtsausdruck.

18 % der Frauen behaupten zu erkennen, wenn jemand mit ihnen flirtet. 36 % der Männer sind sicher, das ebenso zu erkennen. Dagegen erkennen 80 % beider Geschlechter, wenn nicht geflirtet wird. (Quelle: Welt am Sonntag 23.08.2015)

Hin und wieder lachen

Lachen Sie hin und wieder, aber wirken Sie nicht zu dominant, arrogant oder gar besserwisserisch.

Bemerken Sie, dass Sie eine Frau beobachtet, schauen Sie sie direkt an. Höchstwahrscheinlich wird sie ihren Blick sofort abwenden.

Starren Sie nicht weiter auf die Person, denn Sie wollen ja weder aufdringlich noch bedrohlich wirken.

Wenden Sie sich wieder Ihren Kumpels zu. Nach wenigen Momenten schauen Sie wieder zu der Auserwählten, die – im Idealfall – gerade zu Ihnen schaut. Schnell wird sie wieder den Blick abwenden.

Dieses Wechselspiel des Blickkontakts wird nun ein paar Mal wiederholt. Riskieren Sie den nächsten Schritt? Gehen Sie auf die Frau zu. Das weitere Vorgehen beim Flirt wurde weiter oben beschrieben.

Nur Mut!

Beenden wir diese Überlegungen mit einem Zitat des französischen Schriftstellers Sacha Guitry (1885 – 1957): „Der Flirt ist die Kunst, einer Frau in die Arme zu sinken, ohne ihr in die Hände zu fallen."

Also: Lassen Sie sich nicht entmutigen! Es gibt noch genügend andere interessante und sicherlich auch interessierte Menschen auf dieser Welt. Vielleicht kreuzen sich schon morgen Ihre Wege.

Seien Sie geduldig

Behalten Sie gute Stimmung. Lächeln Sie! Ein Gewinner darf auch mal verlieren.

Zu guter Letzt: Das Wertvollste, das den Menschen in den heutigen Tagen geschenkt werden kann, ist Zeit. Nehmen Sie sich diese Zeit, seien Sie geduldig mit sich und der Situation.

Schenken Sie der Person, mit der Sie flirten, eben diese Zeit. Ungeduld und Drängeln ist nicht angebracht, immer vorausgesetzt, Sie – und Ihr Gegenüber – meinen es ernst. Wertschätzen Sie das Zusammensein, den Flirt und damit Ihre/n Flirt-Partner/in, indem Sie deutlich kostbare Zeit in den Flirt investieren. Es lohnt sich.

Guten Erfolg allerseits!

Risiken, Ablehnung und „Nein"

Nicht zwangsläufig muss ein Flirt zum Erfolg führen. Gehen Sie überlegt mit Alkoholkonsum um, besonders dann, wenn Sie es ernst meinen. Es könnte sonst sein, dass Sie DIE Chance Ihres Lebens verpassen. Wenn Sie volltrunken Ihre Sinne verlieren, war sowieso alles vergebens.

Alkohol wirkt enthemmend und erleichtert vielen Flirtenden die Kontaktaufnahme. Etwas Alkoholgenuss kann entspannend wirken, Mut machen und dem Flirt-Ziel dienen. Aber Vorsicht: Alkohol lockert die Zunge. Mehr Alkohol lockert die Zunge noch mehr.

Vielleicht wird dann auch etwas gesagt, was über das Ziel hinausschießt. Schnell kann aus dem charmanten Flirt eine plumpe Anmache werden. Das hat dann nichts mehr mit flirten zu tun.

Flirten ohne Alkoholkonsum klappt natürlich auch hervorragend.

Ein kleiner Hinweis: Leider kommt es immer wieder zum Einsatz soge-nannter K. o.-Tropfen. Passen Sie auf Ihr Glas auf, damit aus dem Flirt kein unangenehmer Zusammenbruch erfolgt.

Nein heißt Nein! – Das gilt für beide!

Sollten Sie merken, dass jemand mit Ihnen flirtet und Sie auf den Flirt nicht eingehen wollen, lassen Sie keine Missverständnisse entstehen. Denken Sie nicht, dass Sie durch das Mitteilen der Mail-Adresse oder der Telefon-Nummer den anderen abwimmeln könnten. Signalisieren Sie deutlich Ihr Desinteresse durch ein körperliches Abwenden und durch Vermeidung von Blickkontakt.

Erkennt die andere Person Ihr Desinteresse nicht, sagen Sie deutlich „Nein!". Schauen Sie Ihrem Gegenüber dabei direkt und standhaft in die Augen, ohne zu lächeln. Ihre Stimme sollte bestimmt und kräftig wirken.

Diese Vorgehensweise gilt für Frau und Mann gleichermaßen.

Ablehnung akzeptieren

Und umgekehrt: Akzeptieren Sie ein Nein. Zum Flirten gehören nun ein-mal zwei Personen. Wenn einer der beiden nicht will, ist das absolut ihr/sein Recht. Akzeptieren Sie dieses Recht!

Kehren wir nun vom deutlichen Nein zurück auf eine weniger aggressive Ebene. Vielleicht sah es anfangs erfolgversprechend aus. Aber ‚irgendwie' klappt es nicht so, wie Sie sich das vorstellten.

Sollten Sie also nach einer Weile tatsächlich den Eindruck gewinnen, dass Ihre Flirtversuche nicht fruchten – Ihr Flirtpartner schaut dauernd auf die Uhr, gähnt oder sieht sich nach anderen Personen um –; lassen Sie es einfach bleiben. Bleiben Sie trotzdem freundlich, verabschieden Sie sich und schauen sich um, was die Welt sonst noch so hergibt.

Glauben Sie den statistischen Zahlen von oben, gibt es zig weitere Opti-onen, mit einem/r anderen/r Flirtpartner/in zum Ziel zu kommen. Nicht aufgeben!

Teil 3 – Vom Single zum Partner

Vom Alleinlebenden zur Partnerschaft

Tschüss, du süßes Alleinsein

> *Junggesellen sind Männer, die gern verheiratet wären,*
> *aber nicht ständig.*
> **Helen Vita, dt. Schauspielerin**
> *(1928 - 2001)*

Es wird ernst: Die beiden wollen zusammenleben

Offensichtlich verlief der Flirt erfolgreich. Das Single-Leben kann nun abgelegt werden. Die hoffentlich langjährige Partnerschaft steht unmittelbar bevor.

So sehr diese von vielen jungen Leuten ersehnt wird, scheint der Abschied vom Junggesellendasein doch nicht ganz so einfach zu sein wie es sich anhören könnte.

Nicht umsonst gibt es einen ‚letzten' Abend oder Tag, an dem die zukünftige Braut von ihren Freundinnen, beziehungsweise der zukünftige Bräutigam seinen Freunden Abschied nimmt.

Junggesellinnen-Abschied – Hen Night

Betrachten wir zuerst den Abschied der Frau.

Ursprünglich ist er das Gegenstück zur Stag Night. Hier wird die Abschiedsfeier als Hen Night oder Hen Party bezeichnet. Sie ist auch bekannt unter der Bezeichnung Bachelorette Party oder Stagette Party.

Das Gegenstück zum Junggesellen-Abschied, die Braut ist allein in Begleitung ihrer Freundinnen unterwegs.

Auf dem T-Shirt der Braut erscheinen Sprüche oder Wörter, die auf die gerade noch aktuelle Situation oder auf die zukünftige Rangordnung in der Ehe hinweisen.

Zum Beispiel: ‚Letzte Chance‘, ‚Letzter Tag in Freiheit‘, ‚Heute bin ich noch zu haben‘, ‚Sorry, ich heirate‘, ‚Sorry, vergeben‘, ‚Er hat JA gesagt‘, ‚Ich hätte sie ALLE haben können‘, ‚Lebenslänglich‘, ‚Gefangene‘, ‚Aufseherin‘, ‚Gefängniswärterin‘ und andere.

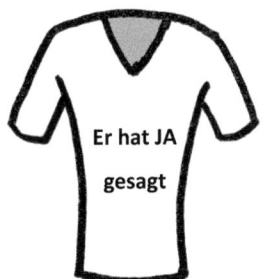

Der Junggesellen-Abschied – Die Stag Night

Ursprünglich aus Großbritannien kommend als Stag Night oder Stag Party praktiziert (Bachelor Party USA und Südafrika). Ursprünglich wurde die Stag Night im Elternhaus des Bräutigams gefeiert.

Die Männer beider Familien, also auch die der Braut, prüften, ob sich der zukünftige Bräutigam mit seinen ehelichen Pflichten auskennt. Die damalige Umsetzung wurde in feiner Kleidung abgehalten. Viele Reden beziehungsweise Ansprachen wurden gehalten.

Nach Deutschland übergeschwappt, entwickelt sich nun eher eine tatsächliche Party, auf der teilweise sehr wild gefeiert und getrunken wird. Die Gruppen ziehen durch die Städte, sodass sich mancher Anwohner an prädestinierten Stellen in der Stadt bereits belästigt fühlt.

Nicht doch lieber Junggeselle bleiben?

Der Abschied vom Junggesellendasein bietet die letzte Chance, sich mit seinen Freunden auszutauschen und wirklich noch einmal zu überlegen, ob die angestrebte Heirat der richtige Weg ist. Natürlich wird sich wohl niemand mehr eines Besseren belehren lassen – die Termine beim Standesamt und in der Kirche stehen schon lange fest.

Aber ein bisschen Frotzeln unter Freunden, ein letztes Genießen der vermeintlichen Freiheit, sei wohl erlaubt.

In der jüngsten Vergangenheit zeigt sich vermehrt, dass solche Feiern immer wieder ‚nur' ins endlose Betrinken überleiten. Jeder muss und kann für sich selbst entscheiden, wie weit er sich hier ‚fallen lassen' will. Jedenfalls ist es eine Überlegung wert, den Junggesellen-Abschied nicht unmittelbar vor dem Standesamt-Tag einzuplanen.

Damit die Freunde in der Gruppe eindeutig erkannt werden, entscheiden sich viele, dass jeder ein gleiches T-Shirt bekommt, meist mit einem mehr oder weniger sinnvollen Spruch versehen.

Klar, dass sich jede Gruppe originelle, eigene Sprüche einfallen lassen kann. Technisch ist es heutzutage überhaupt keine Herausforderung mehr, sich für die eigene Gruppe T-Shirts mit eigenen Sprüchen anfertigen zu lassen. Damit der Bräutigam als solcher – für Außenstehende – erkennbar ist, bekommt er meist einen anderen Spruch auf sein Shirt.

Manchmal genügt hier der Satz: „Ich bin der Bräutigam". Da lediglich männliche Freunde (oder Verwandte) mitmachen, kann es bei dieser Feier auch schon mal ‚schlüpfrig' zugehen. Deshalb im Vorfeld gut überlegen, ob wirklich ein Gogo-Girl eingeladen wird oder gar die Party in ein Strip-Lokal verlegt werden muss.

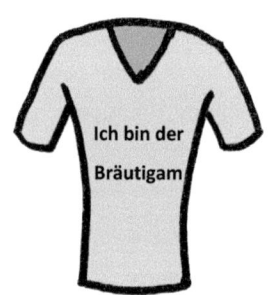

Unterwegs, um Geld zu sammeln

Da eine Feier finanziert werden muss, wird meist aus einem Bauchladen Sinnvolles oder Lustiges an Passanten verkauft. Den Verkauf muss nicht zwangsläufig der Bräutigam übernehmen – seine Gäste können sich bei dieser Tätigkeit abwechseln. Nehmen Sie Rücksicht auf die Passanten, denn nicht jeder ist sofort bereit, etwas aus Ihrem Bauchladen zu kaufen. Nötigen Sie deswegen niemanden.

Der Trauzeuge oder ein ausgesuchter Teilnehmer übernimmt die Organisation des Junggesellen-Abschieds, sodass es zu manch peinlicher Situation für den Bräutigam kommen kann, wenn dieser sich zum Beispiel mit einem kleinen Wagen durch die Innenstadt ziehen lässt.

Falls Sie die Organisation des Junggesellen-Abschieds übernehmen, achten Sie darauf, dass die Spiele und Herausforderungen, die den zukünftigen Nicht-Mehr-Junggesellen betreffen, nicht zu weit gehen und ihn letztlich in eine unangenehme Situation bringen.

Denn tatsächlich soll der Bräutigam diverse Aufgaben erledigen, die nicht als alltäglich zu bezeichnen sind:

Spiele anlässlich des Junggesellen-Abschieds

Welche Aufgaben erscheinen – zumindest für die Zuschauenden – lustig und/oder sind manchmal schon grenzwertig in der Umsetzung. Um einen gewissen Anreiz zu erzeugen, erhält der Bräutigam für jede erfüllte Aufgabe ein Bier, ansonsten wird eine Runde für die Kumpels fällig.

Hier ein paar Beispiele möglicher Spiele/Aufgaben, die auch in einer gewissen Reihenfolge ‚abgearbeitet' werden können/müssen:

1. Lass dich von 5 fremden Frauen küssen.
2. Lass dich von zwei anderen Frauen schminken.
3. Schneide einer jungen Frau eine Haarsträhne ab.
4. Lass 20 fremde Frauen sich mit ihrer Unterschrift auf deinem T-Shirt verewigen (oder auf dem eigenen Körper).
5. Lass dir 10 Telefonnummern fremder Frauen geben.
6. Singe ein bestimmtes Lied in der Fußgängerzone.
7. Tanze einen bestimmten Tanz in der Fußgängerpassage.
8. Finde eine Gruppe von mindestens 5 Personen in der Fußgängerpassage, die dir ein Ständchen singen.
9. Sammele zwei Büstenhalter fremder Frauen.
10. Schneide fünf Etiketten aus der Unterwäsche fremder Frauen.

Diverse Internetseiten halten noch eine lange Reihe mehr oder weniger witziger Vorschläge bereit. Und wer ganz fies sein will, verordnet dem Noch-Junggesellen einen erhöhten Schwierigkeitsgrad: Dem jungen Mann wird ein Holz-Klotz (oder Vergleichbares) am Bein befestigt, den er nun den kompletten Abend mit sich rumschleppen soll. Vorbereitend auf eine schwierige Ehe, in der er sich wie in einem Gefängnis fühlen wird.

Wenn das Ganze nicht ganz so ‚drangsalierend‘ laufen soll, kann eine klassische Schnitzeljagd umgesetzt werden. Ausgerüstet mit Bollerwagen, Material für ein schönes Lagerfeuer, eventuell mit Übernachtung im Zelt, geht es von Station zu Station, um nach und nach einen Schatz zu heben.

Aller Abschied ist schwer

Tja, so wie es sich liest, ist es wirklich nicht leicht, vom Single-Leben ins partnerschaftliche Zusammensein überzuwechseln. Desto mehr sollte die spätere Partnerschaft wertgeschätzt werden.

Bis zum Moment des Zusammenlebens konnten Frau und Mann tun und lassen, was sie wollten – oder wie sie es ihrer Rolle entsprechend umsetzen wollten.

Der Weg in die dauerhafte Beziehung verlangt viel gegenseitiges Verständnis und ständig Kompromisse. Der eigene Kopf kann (und darf) nicht mehr bedingungslos durchgesetzt werden.

Laut Statista.de (2018) verlässt der männliche Jugendliche im Alter von 24,4 Jahren sein Elternhaus. Die weibliche Jugendliche ist hier etwas schneller. Bereits im Alter von 22,9 verlässt sie das behütete Nest von Mama und Papa.

Ein neuer Lebensabschnitt beginnt, in dem Frau und Mann gleichwertig betrachtet werden sollen.

Nicht vergessen, was die deutsche Rechtswissenschaftlerin Jutta Limbach (1934 – 2016) sagte: „Frauen machen die Hälfte der Menschheit aus und sind im Übrigen die Mütter der anderen Hälfte.“

Kommunikation in der Partnerschaft

Wenn ein Mann will, dass seine Frau ihm zuhört,
braucht er nur mit einer anderen zu reden.
Liza May Minnelli, US-amer. Schauspielerin
(*1946)

Willkommen in der dauerhaften und kommunikativen Partnerschaft

Die oben zitierte Liza Minnelli war immerhin 4 Mal verheiratet. Wenden wir uns nun zwei (Ex-)Singles zu.

Zwei Glückliche haben es gepackt. Sie haben erfolgreich ihr Junggesellen-Leben hinter sich gelassen und treten nun in eine frische Partnerschaft ein.

Spätestens jetzt ist nun eine deutliche Rücksichtnahme aufeinander gefragt. Eine deutliche Kommunikation untereinander und miteinander stärkt die Beziehung.

Die Kommunikation scheint manchmal nicht ganz so einfach zu sein, da ein Wort offensichtlich nicht immer dieselbe Bedeutung hat.

Wird beispielsweise von einem ‚kleinen' Präsent gesprochen, schwirrt dem Mann ein Geschenk im Wert von 5 bis 10 Euro durch den Kopf. Die Frau sieht allerdings schon einen glitzernden Diamanten um ihren Hals hängen.

Kein Wunder, dass es hierbei immer wieder zu deutlichen Missverständnissen kommen kann.

Mein Partner – das (un-) bekannte Wesen?

Fast in jeder Karnevals- oder Fastnachtsveranstaltung hält ein Redner (oder eine Rednerin) einen sogenannten Nonsens-Vortrag zum Thema „meine Frau" beziehungsweise „mein Mann". Sodann wird unter grölendem Gelächter über das (un-)bekannte Wesen hergezogen.

Die Zuhörer klopfen sich mit Freudentränen in den Augen auf die Ober-schenkel. Tosender Applaus belohnt den Redner.

Weshalb kommen diese Reden so toll an? Erkennt sich der Einzelne wieder? Spürt er das Fünkchen Wahrheit im Gehörten?

Wahrscheinlich ja – und da die Rede überzogen präsentiert wird, ist es noch leichter, darüber herzhaft zu lachen.

Deshalb versuchen wir im Folgenden zu analysieren, was ein ausgesprochener Satz eines Mannes beziehungsweise einer Frau bedeutet. Selbstverständlich ist nicht alles so ernst zu nehmen und mit einem deutlichen Augenzwinkern zu versehen.

Schmusetiere werden größer

Haben Sie schon einmal einem Pärchen über längere Jahre gelauscht, wie sich beide mit Tiernamen gegenseitig bezeichnen?

Dann ist Ihnen bestimmt auch schon einmal aufgefallen, dass die tierischen Kosenamen zu Beginn einer (intimen) Beziehung eher auf kleine Tiere hinweisen: „Mein Mäuschen, mein liebes Häschen, hallo Spatzilein, mein Täubchen." Manchmal werden auch nur Tierteile genannt und auch gerne gehört: „Rattenschwänzchen, „Mauseöhrchen".

Aber nach ein paar Jahren wird die Beziehung, wie auch die Bezeichnungen, erwachsen: „Blöder Esel, dumme Kuh, Affe, doofe Ziege, Hornochse usw." Oder auch hier manchmal nur Tierteile: „Affenar…".

Was können die bedauernswerten Tiere für die abflachende Liebe?

Die aussagekräftige Stimme

Die deutsche Schauspielerin Hildegard Knef (1925 – 2002, 3 Mal verheiratet) meinte: „Brüllen Frauen, sind sie hysterisch. Brüllen Männer, sind sie dynamisch." Da ist was dran.

Männer haben von Natur aus eine tiefere Stimme als Frauen. Außerdem ist sie meistens kräftiger als die Frauenstimme. Die meisten Menschen beruhigt eine tiefere Stimmlage; sie empfinden sie als angenehmer. Damit hat der Mann hier bereits einen großen Vorteil der Frau gegenüber.

Ist Ihnen schon einmal aufgefallen, dass viele Dokumentationssendungen von einer männlichen Hintergrund-Stimme begleitet werden?

Schwach tragende Stimme

Kommt es zu einer hitzigen Diskussion mit männlichen und weiblichen Teilnehmern, ziehen bei ungeordneten Kommunikationsregeln die Frauen den Kürzeren.

Ihre Stimme trägt nicht so stark und kann oft nicht gegen die lautere des Mannes ankommen. So kann es schnell geschehen, dass die durch eine Frau vorgetragenen Argumente untergehen.

Damit die Frau besser gehört wird, hebt sie nun ihre Stimme. Das hat zur Folge, dass diese schriller wird als sonst. Schnell wird hier beurteilt: „Die Frau ist hysterisch." Das ist natürlich nicht so, hört sich bestenfalls so an. Der Mann macht sich das zum Vorteil.

Was bedeutet das für die Frau? Vor allem muss darauf geachtet werden, dass in einer Diskussionsrunde bestimmte Regeln eingehalten werden. Beispielsweise, dass jeder ungestört das sagen darf, was er will. Dann muss auch nicht lauter als üblich gesprochen, geschweige denn geschrien werden.

Weiter soll darauf geachtet werden, dass jeder gleich oft einen Redebeitrag platzieren kann. Wird diese Kommunikationskultur eingehalten, können sich alle Beteiligten gleichwertig äußern.

Worüber reden Frauen?

Vielen ist es wirklich ein Rätsel, worüber Frauen stundenlang miteinander reden können. Sei es am Telefon, beim zufälligen Treffen während des Einkaufs oder beim sogenannten Kaffeekränzchen.

Die Themen scheinen unendlich variantenreich zu sein. Angefangen von eigenen und fremden Kindern, den Problemen mit den Erzieherinnen im Kindergarten und in der Schule bis hin zu allen Krankheiten und Wehwehchen.

Weiterhin wird über die eigene Familie berichtet. Hier kann wohl fast jeder erahnen, wie viele Themen zusammenkommen, wenn einige Frauen ihren sozialen und familiären Bereich abdecken.

Essen und Diät

Dann gibt es noch den großen Themenbereich Essen und Ernährung. Wie wird welche Speise zubereitet? Wer hat was, wann und wo schon einmal ausprobiert? Gegebenenfalls wird auch angeboten, besondere Rezepte aus der umfassenden Zeitungs-Ausschnitt-Sammlung auszutauschen.

Sollten Sie nun annehmen, dass die Hauptthemen bereits abgedeckt wären, werden Sie enttäuscht sein. Denn es fehlt noch der Bereich der Diäten. Hier wird ausführlichst geschildert, welche Diät bereits ausprobiert wurde und welche – zumindest vorübergehend – einen nachhaltigen Erfolg brachte.

Von der Diät ist es nicht weit zum sportlichen Training. Sie wissen schon: „Beine – Bauch – Po." Wo gibt es das angesagteste Training? Wie kommen die kleinen Fettpölsterchen am schnellsten weg?

Mode und Schuhe

Ach, beinahe wäre das Thema untergegangen. Selbstverständlich wartet der Themenbereich Mode noch darauf, besprochen zu werden. Das über kurz oder lang fast zwangsläufig über das Thema Schuhe geredet werden muss, scheint nachvollziehbar. Sie sehen, Frauen untereinander können die Themen gar nicht ausgehen.

Laut der Augsburger Allgemeinen (21.11.2016) hat eine Frau im Durchschnitt 17 bis 20 Paar Schuhe. Männer angeblich bis 10 Paar. Die Augsburger Allgemeine bezieht sich bei diesen Zahlen auf Angaben des Deutschen Schuhinstituts.

Fachmedien und Mittelstand digital gibt eine ähnliche Zahl an: 17,3 Paar pro Frau (13.03.2015).

Bei Nicht-repräsentativer Umfrage im weiteren Bekanntenkreis gaben die befragten Frauen eine deutlich höhere Zahl als 20 Paar an.

FOCUS online zeigt am 08.04.2016 ein Video, in dem Frau ‚Christa' aus München berichtet, immerhin die stolze Besitzerin von 3.500 Paar Schuhen zu sein.

Worüber reden Männer, wenn sie unter sich sind?

Sind Männer unter sich, gibt es zwei wichtige lebenswichtige Themenbereiche.

Fußball

Zuallererst einmal Fußball. Selbstverständlich ist jeder Mann ein geborener Fußball-Trainer. Und genauso selbstverständlich weiß jedermann, dass der Schiedsrichter beim vergangenen Spiel die größte herumlaufende Pfeife war. Natürlich weiß er besser als der Trainer, welcher Spieler wann gegen wen hätte ausgetauscht werden können.

Sex

Das zweite große Thema ist Sex. Wer den Männern glaubt muss annehmen, dass er mehr oder weniger ständig Sex mit den tollsten Frauen hat. Offensichtlich kann er sich hier austoben in allen seinen Vorstellungen, die er im Geheimen hat.

Themen, die Frauen nicht hören dürfen

Natürlich gibt es auch Themenbereiche, die auf keinen Fall für die Ohren der Frauen geschweige denn der Partnerin gedacht sind. Hierzu gehören beispielsweise:

- Mit wie vielen Frauen der Mann angeblich schon geschlafen hat beziehungsweise wie oft er schon fremdgegangen ist.

- Was er wirklich gerne im Bett erleben würde. Und natürlich das, was er angeblich alles schon mit anderen Frauen im Bett erlebt hat.

- Dass die Partnerin glücklich sein kann, gerade ihn als Partner zu haben. Er hätte so viele andere haben können …

Was wird gesagt und was wird gemeint?

Ein jedes Missverständnis lässt sich durch Gradheit,
Offenheit und Liebe beseitigen.
Fjodor Michailowitsch Dostojewski, russ. Schriftsteller
(1821 - 1881)

Sagen und Verstehen sind verschiedene Kanäle

Es ist doch wohl so, dass ein ‚schönes Kleid‘ ein schönes Kleid ist. Aber was verstehen Sie, liebe Leserin und lieber Leser, unter einem schönen Kleid?

Bedeutet es, dass es im Design oder in der Farbe ansprechend ist? Oder bedeutet es, dass es die Trägerin besonders gut kleidet beziehungsweise hervorhebt? Könnte es sein, dass gemeint ist: „Für diesen Preis ist das Kleid wirklich schön." Was gleichzeitig meint, wäre es teurer, wäre es nicht mehr so schön.

„Mir ist kalt." – Kommunikations-Missverständnisse

Was der eine als schön empfindet, beurteilt der andere als durchschnittlich. Eigenschaftswörter wie schön, groß, dick/dünn, teuer, nett und viele andere mehr haben ganz sicher für verschiedene Menschen unterschiedliche Bedeutungen.

Deshalb gibt es in der zwischenmenschlichen Kommunikation am laufenden Band Missverständnisse. Friedemann Schulz von Thun (*1944) ist ein Psychologe und Kommunikationswissenschaftler.

Es gibt kaum ein Kommunikationsseminar, das nicht auf sein Sender-Empfänger-Modell eingeht. Sagt beispielsweise die Frau zum Ehemann: „Mir ist kalt." Kann das wie folgt gedeutet werden:

- Als Appell: „Komme her und halte mich warm."

- Als Selbstoffenbarung: „Ich bin zu dünn angezogen, weil ich besonders schick aussehen wollte."

- Als Beziehung: „Es wäre schön, wärest du etwas aufmerksamer mir gegenüber."

- Als reine Information: „Mir ist kalt und nicht warm."

Dummerweise kann der Empfänger dieser Nachricht (in unserem Fall der liebe Ehemann) nicht wissen, auf welchem der vier Kanäle die Nachricht „mir ist kalt" gemeint ist. So gibt es eine Trefferwahrscheinlichkeit von eins zu vier, das ‚Richtige' zu hören.

Je nachdem, wie der Mann nun reagiert, hat die Frau auch wieder vier Varianten, wie sie die Reaktion deuten kann. Überlegen wir nüchtern diese Konstellation, muss bewusstwerden, dass wir von großem Glück reden können, einander überhaupt zu verstehen.

Die aufgezeigte Wahrscheinlichkeit stellt ja eher dar, dass zwei kommunizierenden Menschen sich ständig missverstehen müssten.

Wenn wir jemanden nach und nach besser kennenlernen, lässt sich auch eher einschätzen, was der andere ‚wirklich' sagen will. Ganz sicher kann das Ergebnis allerdings nie sein.

Wie empfindet der andere?

Aufgrund dieses Hintergrundes soll klar sein, dass die zwischenmenschliche Kommunikation so einfach gar nicht ist, wie im ersten Augenblick angenommen werden könnte.

Betrachten wir nun unser Thema Mann – Frau, zeigt sich schnell, dass hier die Kommunikation noch schwieriger wird.

Denn eine Frau kann sich sehr wahrscheinlich leichter in die Gedankengänge einer anderen Frau hineinversetzen als in die eines Mannes. Umgekehrt gilt das natürlich genauso.

Das bedeutet, dass ein jeder möglichst sensibel in der Kommunikation ist und genau aufpasst, was der andere sagt. Je nach Grad der ausgeübten Empathie kann das Gegenüber leichter verstanden werden.

Wenn eine Frau sagt ...

Unter den oben geschilderten Aspekten wollen wir jetzt einmal einige Aussagen von Frauen beleuchten. Was mag eine Frau wirklich ausdrücken wollen, wenn sie dieses oder jenes sagt?

Selbstverständlich gilt für alle folgenden Beispiele ein verstecktes Augenzwinkern. Die Analysen sind bitte als solche zu sehen. Vielleicht erkennen Sie sich ja in der einen oder anderen Konstellation wieder.

Frau sagt:

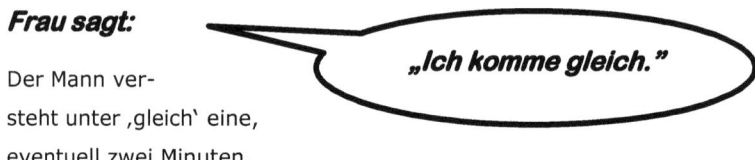

Der Mann versteht unter ‚gleich' eine, eventuell zwei Minuten.

Er steht schon ausgehbereit mit angezogener Jacke an der Haustür. Und nun wartet er ... und wartet ... und wartet.

Die Frau muss eben noch mal vor den Spiegel, noch mal durch die Haare fahren, noch mal das Make-Up checken und so weiter. Schon Einstein wusste, dass Zeit relativ ist ...

Frau jammert:

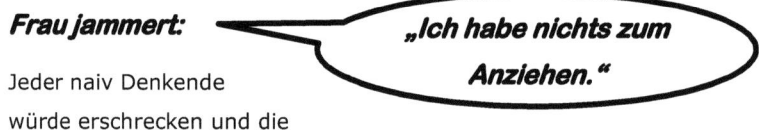

Jeder naiv Denkende würde erschrecken und die bedauernswerte Frau schon nackt durch die Straßen rennen sehen.

Würde sich der Ehemann den ‚leeren' Kleiderschrank anschauen, der von hier drüben bis ganz dort hinten reicht, könnte er doch eine Menge Kleidungsstücke sehen.

Diese passen aber selbstverständlich alle nicht zum gewünschten Anlass, zur Jahreszeit oder zur aktuellen Mode. Gibt sich der genügsame Mann nicht schon zufrieden mit Shorts, weißen Socken und Sandalen?

Frau klagt:

Ein fürsorglicher

Ehemann würde sich nun

„Ich habe Kopfschmerzen."

besorgt seiner geliebten Frau zuwenden.

Dann würde er ihr zart über die Wangen streichen und schauen, ob er in irgendeinem Badezimmerschrank noch eine Kopfschmerztablette findet.

Vielleicht schafft er es sogar, ihr eine Wärmflasche mit heißem Wasser zu füllen und sie liebevoll auf den Bauch zu legen, damit sie sich wohlig unter der wärmenden Bettdecke verkriechen kann.

Sie dreht sich stöhnend zur Seite und lächelt, sobald der Mann ihr Gesicht nicht mehr sehen kann. Waren es wirklich Kopfschmerzen? Oder denkt die Frau: „Ich wollte einfach nur keinen Sex heute. Hat ja gut geklappt."

Wenn ein Mann sagt …

Im Zeichen der Gleichberechtigung wollen wir nun auch die Aussagen des Mannes analysieren. Hier einige Beispiele:

Mann sagt:

Frau muss sich

nicht auf ein schnelles Zu-

„Ich bin noch mal kurz weg."

rückkehren des Mannes einstellen.

Entweder verschwindet er für die nächsten Stunden im Bastelkeller, um an seinen Modellen zu arbeiten, oder er besucht seine Kumpels in der Kneipe um die Ecke. „Eben nur auf ein Bier." Natürlich mit einem „Kurzen". „Auf einem Bein kann man nicht stehen." Diese altbekannte Tatsache gilt selbstverständlich auch in der Kneipe.

Und schon steht das dritte Bier auf dem Tresen, begleitet von einem weiteren Kurzen. „Einer geht noch, einer geht noch rein …" So singen die fröhlichen Kneipenbesucher und der Rest der Welt. Oh, oh, der arme Kopf am nächsten Tag.

Mann ruft aus:

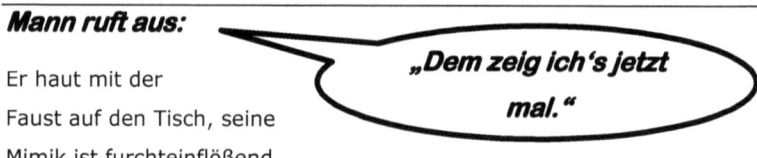

Er haut mit der Faust auf den Tisch, seine Mimik ist furchteinflößend.

Jeder Zuhörer bewundert den Mut des todesmutigen Sprechers.

Kehrt der Mann nach dem Gespräch zurück, dann war alles gar nicht so schlimm. „Na ja, muss man ja auch verstehen; der konnte ja auch nicht anders; ist ja eigentlich gar nicht so schlimm." Alles halb so schlimm, liebe Maulhelden.

Mann bietet an:

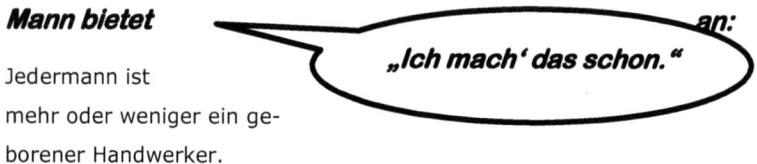

Jedermann ist mehr oder weniger ein geborener Handwerker.

Ein Bilderhaken ist locker? „Kein Problem." Werkzeugkasten her, Elektrobohrer raus, Hammer bereitlegen. Erst mal mit dem Zollstock abmessen und ein kräftiges und gut sichtbares Farbkreuz anmalen. Und dann geht es los!

Ein riesengroßes Bohrloch, Späne fliegen durch den Raum. Dübel rein, notfalls mit dem Hammer. Und der Haken sitzt! Felsenfest und bombensicher! „Da kannst du ein Schwein dranhängen" freut sich der stolze Mann über sein Ergebnis.

Die einfühlsame Frau lächelt schweigend und seufzt, als sie anfängt, alles wieder aufzuräumen.

Fazit

Sie sehen, dass es vielleicht doch gar nicht so schwierig ist wie gedacht, Aussagen des anderen Geschlechts zu deuten. Es kostet nur etwas Mühe, sich in die Gedankenwelt des anderen hineinzuversetzen.

Was meinen Frau und Mann, wenn sie sagen ...

Nachdem wir nun einige Aussagen einer Frau und eines Mannes analysiert haben, betrachten wir im Folgenden Aussagen, die eine Frau und ein Mann tätigen.

Selbst wenn die Aussage – wörtlich betrachtet – deckungsgleich ist, kann sie unterschiedlich wahrgenommen und interpretiert werden. Hier einige Beispiele:

Wenn die Frau sagt ...	Wenn der Mann sagt ...
„Nein"	
... dann meint sie:	... dann meint er:
„Vielleicht"	„Nein"

Wenn die Frau sagt ...	Wenn der Mann sagt ...
„Vielleicht"	
... dann meint sie:	... dann meint er:
„Ja"	„Nein"

Wenn die Frau sagt ...	Wenn der Mann sagt ...
„Ich kaufe nichts. Ich gucke nur."	
... dann meint sie:	... dann meint er:
„Ich kaufe etwas "	„Ich gucke nur."

Wenn die Frau sagt …	Wenn der Mann sagt …
„Ich kaufe mir ein paar Schuhe."	
… dann meint sie:	… dann meint er:
„Ich kaufe so viele Schuhe, wie ich will."	„Ich kaufe mir ein paar Schuhe."

Wenn die Frau sagt …	Wenn der Mann sagt …
„Wir sollten mal wieder die Schwiegereltern besuchen."	
… dann meint sie:	… dann meint er:
„Wir fahren baldmöglichst hin."	„Nächstes Jahr ist auch noch Zeit."

Wenn die Frau sagt …	Wenn der Mann sagt …
„Das finde ich hübsch."	
… dann meint sie:	… dann meint er:
„Das würde ich gern kaufen/haben."	„Über Geschmack lässt sich bekanntlich streiten."

Wenn die Frau sagt …	Wenn der Mann sagt …
„Ich liebe dich."	
… dann meint sie:	… dann meint er:
„Ich liebe dich, lass uns etwas zusammen machen."	„Bin gespannt, was es heute zu essen gibt."

Wenn die Frau sagt ...	Wenn der Mann sagt ...
„Es ist kalt hier im Zimmer."	
... dann meint sie:	... dann meint er:
„Komme her und halte mich mal warm."	„Stelle die Heizung hoch."

Wenn die Frau sagt ...	Wenn der Mann sagt ...
„Ich rufe dich mal an."	
... dann meint sie:	... dann meint er:
„Ich rufe dich mal an."	„So schnell hören wir nichts mehr voneinander."

Wenn die Frau sagt ...	Wenn der Mann sagt ...
„Ich rufe dich später an."	
... dann meint sie:	... dann meint er:
„Ich rufe spätestens in 2 Stunden an."	„Wenn ich dran denke, rufe ich in den nächsten Tagen mal an."

Wenn die Frau sagt ...	Wenn der Mann sagt ...
„Der Mülleimer ist schon wieder voll."	
... dann meint sie:	... dann meint er:
„Bringe den Müll runter."	„Bringe den Müll runter."

Wenn die Frau sagt …	Wenn der Mann sagt …
„Wir reden morgen darüber."	
… dann meint sie:	… dann meint er:
„Wir reden morgen darüber."	„Wir reden irgendwann mal darüber."

Wenn Frau sagt/fragt und Mann antwortet …

Gehen wir einen Schritt weiter. Bei der Recherche zu diesem Buch wurden einige Aussagen oder Fragen von Frauen gesammelt. Es wurde ermittelt, was Frauen (meistens) mit ihrer Frage oder Aussage tatsächlich meinen.

Auf der anderen Seite wurden Männer befragt, wie sie auf die Aussage der Frau reagieren. Hier sollten die Männer kundtun, was sie antworten, aber viel wichtiger, was sie dabei denken.

Es ist nachvollziehbar, dass sich der eine oder andere Mann schwertat und sich regelrecht gewunden hat, hier deutlich zu sagen, was er jeweils denkt.

Tatsächlich lösten manche Erklärungen Gelächter aus und andere sorgten dafür, tiefer in eine Diskussion zu steigen. Lesen Sie selbst, was Frau sagt und meint, was Mann denkt und antwortet.

Lesebeispiel:

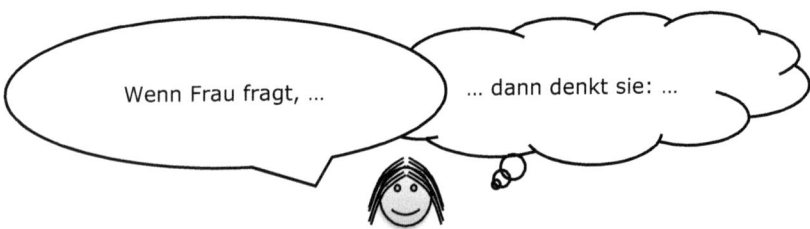

Wenn Frau fragt, …

… dann denkt sie: …

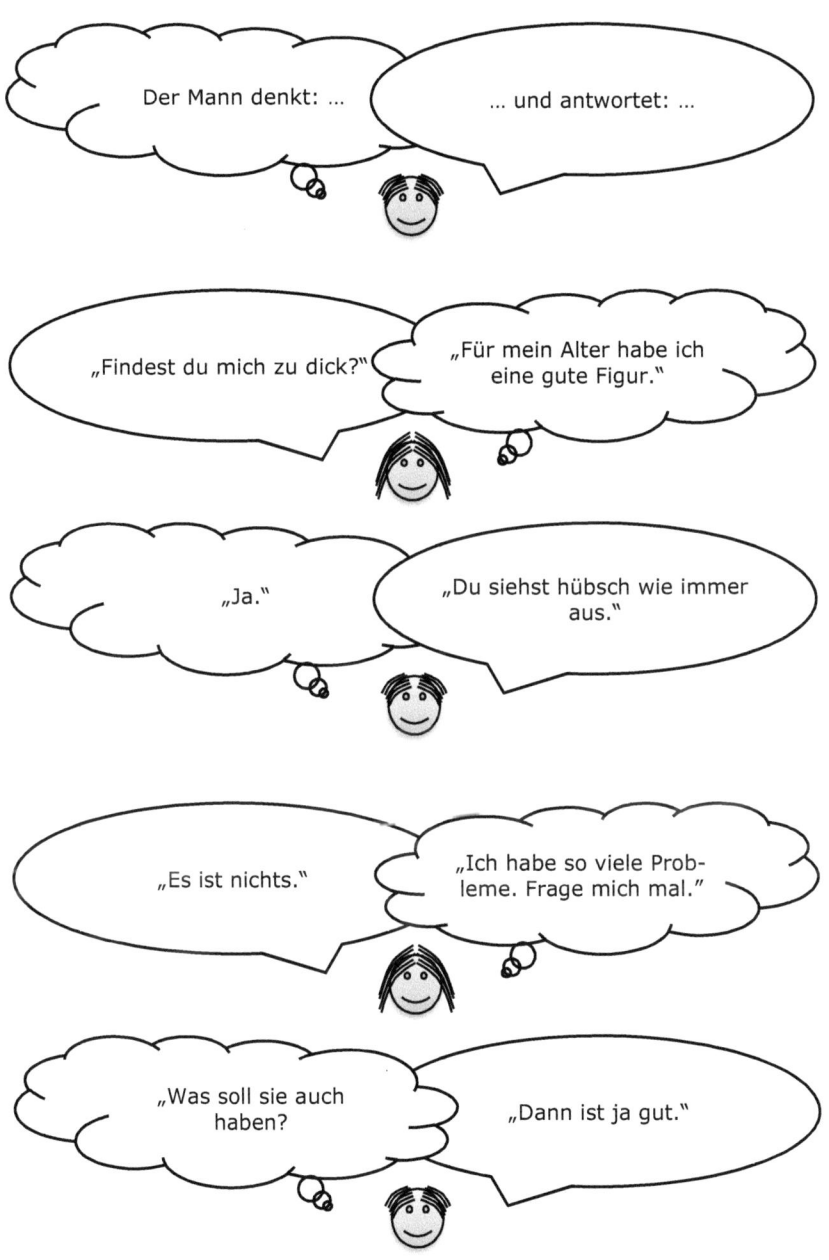

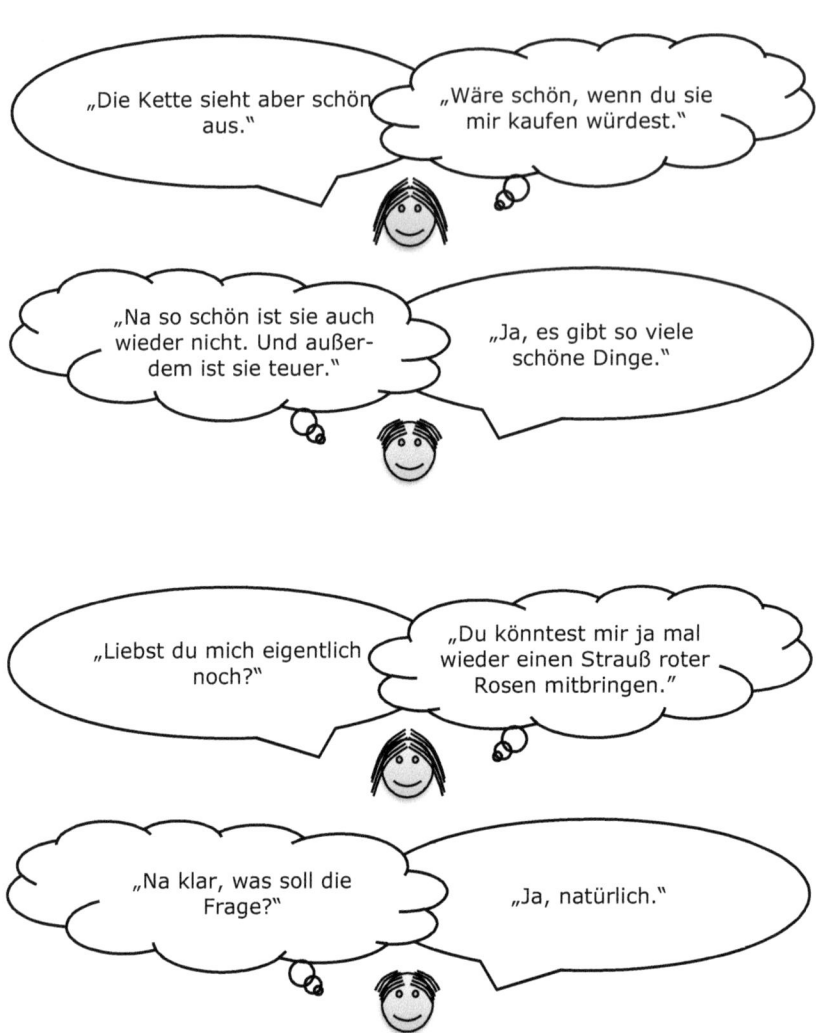

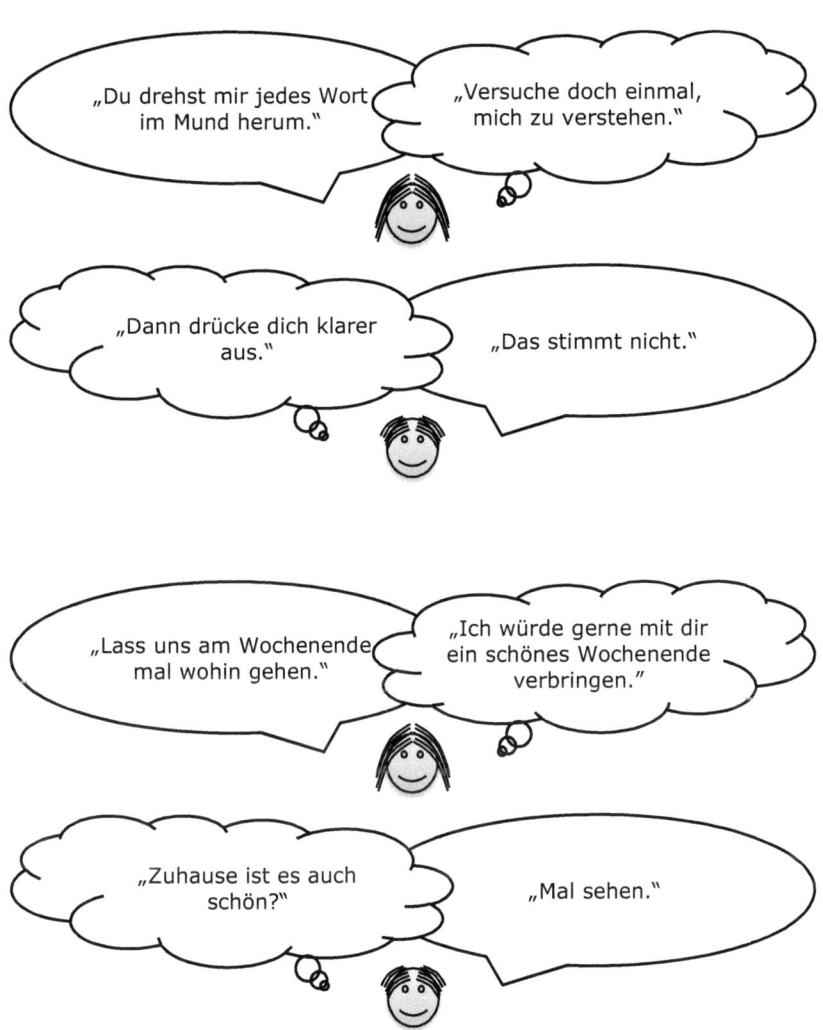

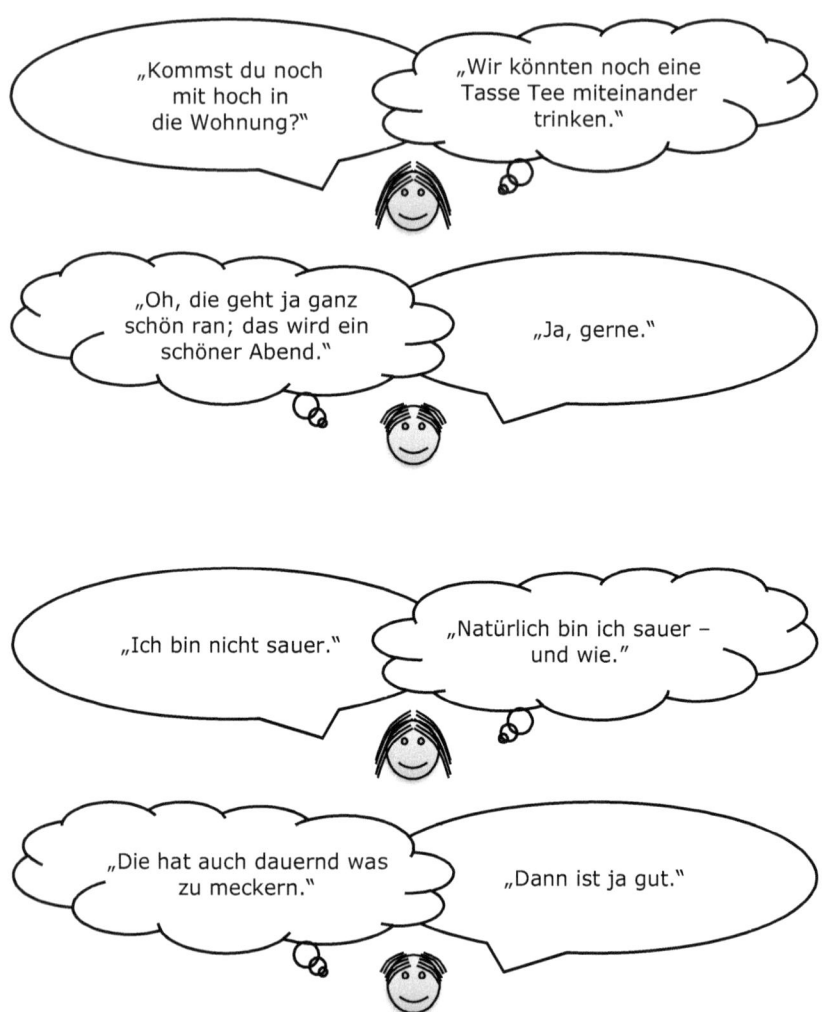

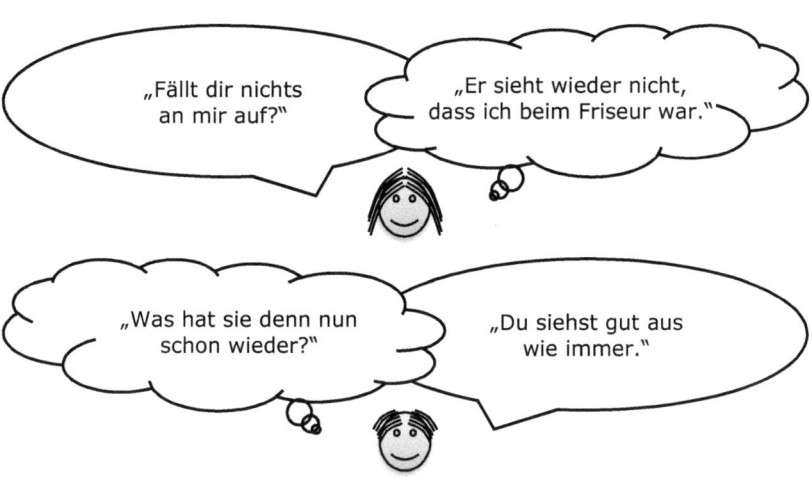

Wenn Mann sagt/fragt und Frau antwortet

Dann wollen wir auch mal schauen, wie es umgekehrt aussieht.

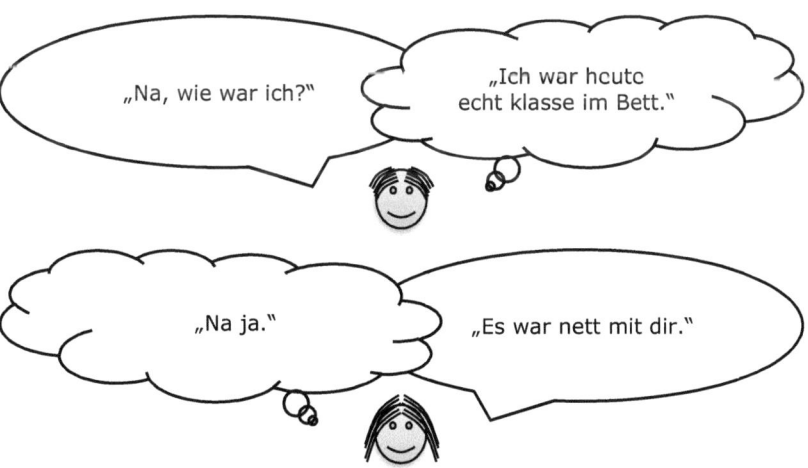

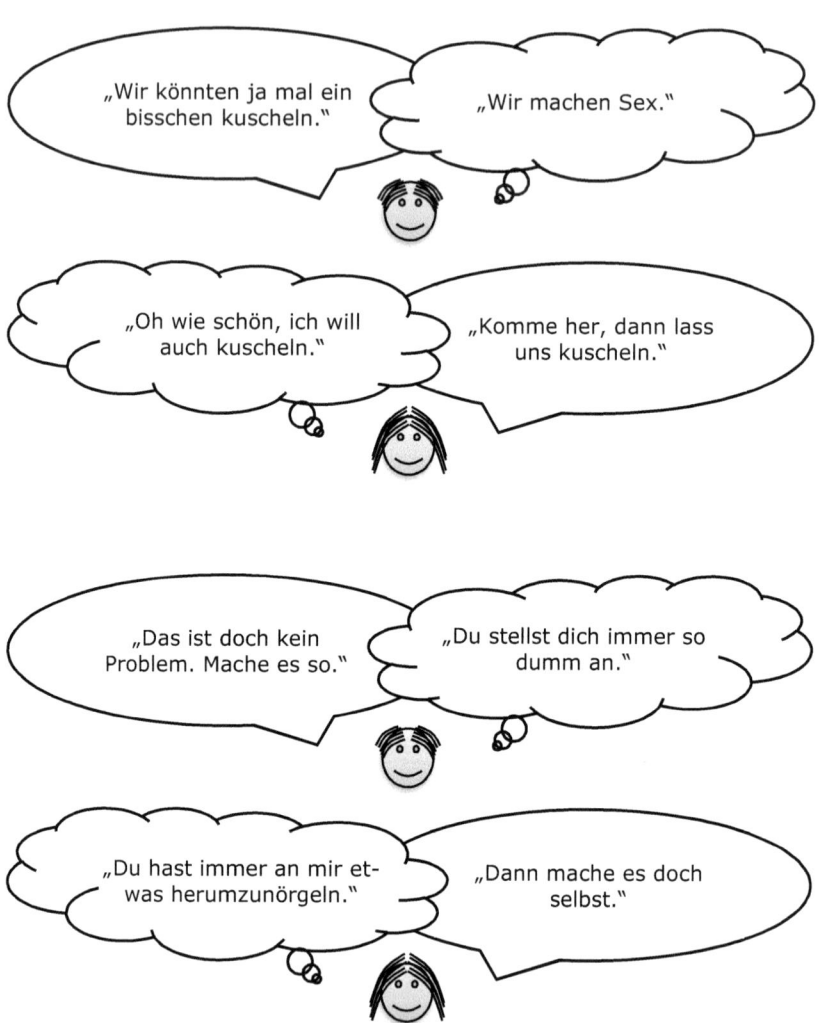

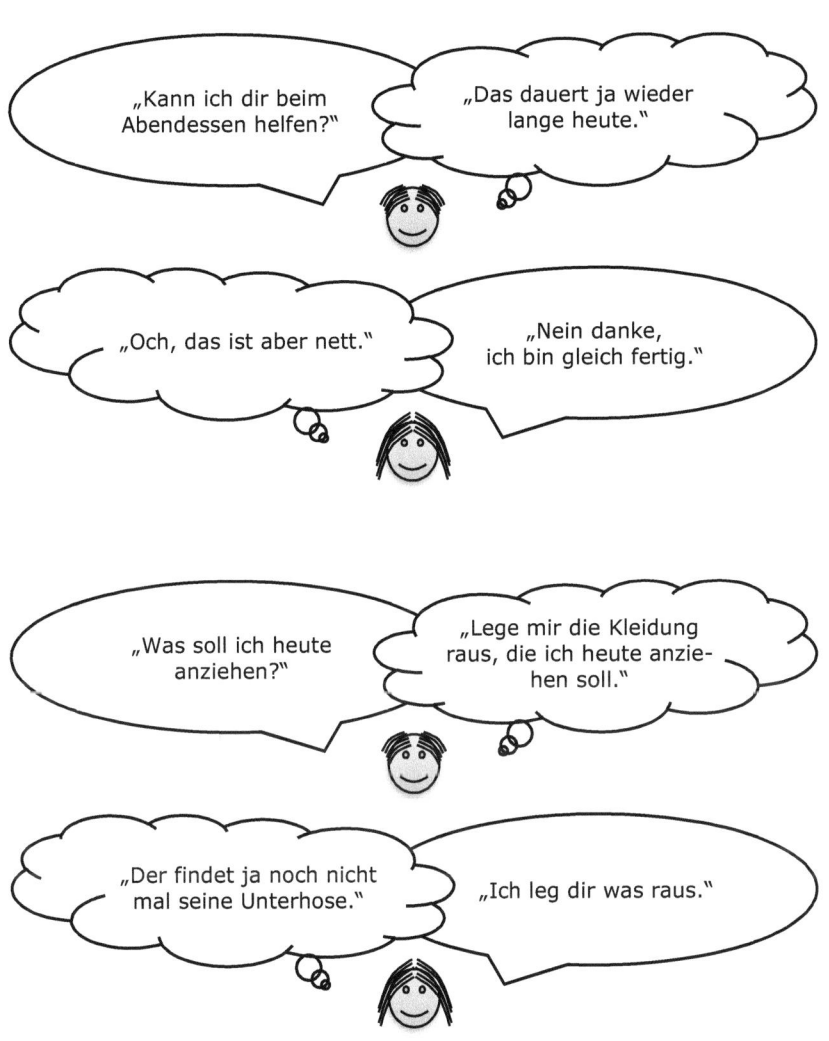

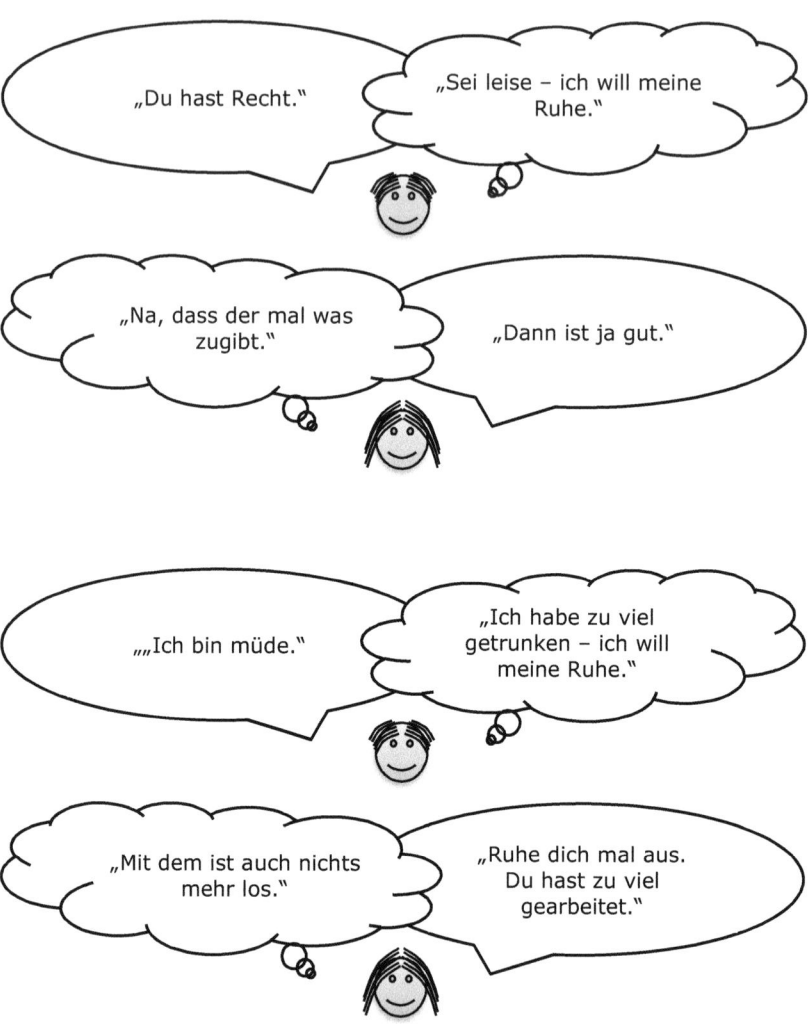

Bestimmt kennen Sie noch andere Beispiele aus der Praxis.

Wir brauchen einander

Rebecca Gablé (*1964) lässt in ihrem Roman ‚Der dunkle Thron‘ Catalina (Katharina von Aragón, 1485 – 1536) die erste Frau Heinrichs VIII. (1491 – 1547) sagen:

„Ja, meine Mutter war eine Königin aus eigenem Recht. Natürlich bin ich mir darüber im Klaren, dass das niemals eine ideale Lösung sein kann, denn die Frau ist nun einmal schwächer als der Mann und leichter vom rechten Pfad abzubringen. Aber meine Mutter war der beste Beweis, dass eine weise Königin es versteht, diesen Mangel auszugleichen, indem sie die richtigen klugen Männer als ihre Berater auswählt. Meine Mutter war ein besserer Herrscher und Feldherr als mein Vater.“

Na bitte, hier trifft Intelligenz auf körperliche Kraft – und beide können profitieren.

Zwei Mal Pech gehabt

Erzählt ein trauriger Ehemann: „Ich habe kein Glück mit Ehefrauen. Die Erste ist abgehauen – die Zweite ist geblieben.“

Hier scheint das Schicksal ja wirklich zugeschlagen zu haben …

„Wir wollen uns verstehen“

Liebe Frauen, liebe Männer, ist es wirklich so schlimm, wie in den oben gegebenen Beispielen gezeigt?

Dass etwas Anderes verstanden wird als gemeint ist, kommt bestimmt oft vor. Manchmal wird auch absichtlich missverstanden, um einer ungewöhnlichen Situation zu entkommen.

Tatsächlich könnten viele drohende Missverständnisse bereits im Keim erstickt werden, wäre der/die Gesprächsteilnehmer/in bereit, ‚wirklich‘ verstehen zu wollen.

Deswegen erfolgen zwei Appelle an Frau und Mann: Es liegt an Ihnen, möglichst klare und im Ansatz ‚richtig‘ zu verstehender Aussagen zu tätigen.

Die zweite Herausforderung: Versuchen Sie zu verstehen, was Ihr Gegenüber ‚wirklich' meint. Klärende Rückfragen sind selbstverständlich erlaubt.

Viel Vergnügen bei möglichst klarer Kommunikation.

Teil 4 – Gleichberechtigung im Beruf?

Einstieg in das Berufsleben

Das Vorstellungsgespräch

Wenn man als Frau im Berufsleben erfolgreich sein will, gibt es bis heute eine unausgesprochene Gepflogenheit: Man kommt durch den Faktor Flirt weiter. Sehr viele ältere Männer in Führungspositionen sind da empfänglich.

Bettina Maria Böttinger, dt. Fernsehmoderatorin (*1956)

Das Bewerbungsgespräch ist kein Flirt

Gleiches Recht für alle! Ja, ja. Auf dem Papier ist das so. Wie sieht es aber in der Realität aus? Trotz aller widersprüchlichen Behauptungen ist es doch immer noch so, dass Frauen nach anderen Kriterien ausgewählt werden als Männer.

Deshalb ein erster Tipp für die Frau: Ein Bewerbungsgespräch ist nicht der richtige Ort um zu flirten. Wie oben beschrieben, bezieht sich das Flirten auf den privaten Bereich. Nun sind Sie im beruflichen Umfeld unterwegs. Also weg mit verführerischem Augenaufschlag oder übertriebenem Make-Up.

Vertrauen Sie auf Ihre Leistungen und geben Sie sich seriös. Alles andere wirkt unseriös.

Keine anzüglichen Bemerkungen

Wenn aber nun Ihr Gegenüber Ihnen gegenüber anzügliche Bemerkungen äußern sollte, sollten Sie sich das keinesfalls gefallen lassen. Sie müssen reagieren. Handeln Sie nicht überstürzt und aggressiv oder sauer, aber überlegt. Der Arbeitgeber ist verpflichtet, seine Angestellten vor sexuellen Belästigungen zu schützen.

Das gilt auch für ein Bewerbungsgespräch. Sprechen Sie den Interviewer auf sein Verhalten an, machen Sie ihm unmissverständlich klar, dass sein Verhalten inakzeptabel ist.

Die Bewerberin und das faire Gehalt

Natürlich gibt es einen Begriff für den Umstand, dass Frauen bei derselben Leistung wie Männer weniger verdienen: das ist der ‚Gender Pay Gap', übersetzt als ‚geschlechterspezifisches Lohngefälle'.

Immer wieder wird behauptet, dass in unserer Kultur Frauen 20 bis 25 Prozent weniger verdienen als Männer, wohlgemerkt in derselben Position (Stand 2020).

Davon ausgehend, dass diese Zahlen stimmen, gibt es mehrere Überlegungen, weshalb diese Lohndifferenzierung so deutlich ausfällt.

Einige vermuten, es könnte daran liegen, dass Frauen aufgrund des ‚Risikos' der Geburt eines Kindes einige Monate ausfallen.

Andere sagen, es hätte mit der (Aus-)Bildung zu tun. Heutzutage ist diese Behauptung kaum mehr tragbar, zeigt es sich doch, dass junge Frauen deutlich auf dem Vormarsch in vielen Studienbereichen sind und auch messbar bessere Noten als ihre männlichen Kommilitonen erzielen.

Und drittens gibt es noch eine weitere, interessante Annahme. Nämlich die, dass Frauen ihre Arbeitsleistung unter ihrem Wert verkaufen.

Übrigens: Eine Redakteurin einer Reportagesendung in einem öffentlich rechtlichen TV-Kanal hatte geklagt, weil sie über Jahre weniger verdiente als ihre Kollegen, selbst weniger als solche, die erst viel später als sie ins Unternehmen kamen. (Quelle Spiegel 50/2016).

Im journalistischen Bereich sollen Frauen 7 % weniger als Männer verdienen. (Quelle Statistisches Bundesamt 2016)

Frauen – das schwache Geschlecht?

Zur ersten und zur zweiten Annahme kann dieser Ratgeber nicht viel beitragen. Wohl aber zur dritten Überlegung.

Ist es wirklich so, dass sich Frauen (natürlich sehr verallgemeinernd ausgedrückt) schwächer verkaufen als ihre männlichen Mitbewerber?

Werden sie von den (oft männlichen) Personalern – gemeint sind die Interviewpartner beim Vorstellungsgespräch – als ‚schwaches' Geschlecht angesehen und damit automatisch in eine geringere Gehaltsstufe eingestuft?

Klar, wir wissen, dass laut gesetzlicher Vorgabe Frauen und Männer gleichwertig zu sehen und zu behandeln sind und demnach auch die gleiche finanzielle Gegenleistung erwarten können. Dann, liebe Leserinnen, hauen sie auf den Putz!

Geben Sie sich einen Schubs

Oder anders ausgedrückt: Geben Sie sich selbst einen Schubs im Sinne des Selbstbewusstseins! Werden Sie sich darüber klar, welche Stärken Sie haben und welche Leistungen Sie erbringen können.

Es geht nicht darum, arrogant oder überheblich zu wirken. Nein, im Gegenteil. Aber ein authentisches, selbstbewusstes Auftreten käme vielen Kandidatinnen zugute.

Möglicherweise werden Sie damit dem einen oder anderen Personaler auf die Füße treten. Vielleicht schon deswegen, weil er solch ein Verhalten von einer Kandidatin nicht gewohnt ist.

Sie haben es in der Hand, Ihre eigene Zukunft zu gestalten. Mit entsprechendem Selbstbewusstsein können Sie es schaffen, einen Arbeitsplatz zu finden, auf dem Sie sich optimal etablieren können. Und zwar bei gleichem Gehalt – egal ob Frau oder Mann.

Frauen – das beruflich starke Geschlecht

Zeigen Sie als Frau, dass Sie nicht das ‚Dummchen am Herd' sind. Dieses Bild ist schon ewig überholt und wirklich diskriminierend.

Wie gut ‚verkauft' die Frau ihre Arbeitsleistung?

Frauen ‚verkaufen' ihre Arbeitsleistung häufig weniger selbstbewusst als Männer.

Sobald eine Frau sich klargemacht hat, was ihre Stärken und Schwächen sind, welche berufliche wie auch private Ziele sie hat und was sie selbst als Mensch ausmacht, hat sie ein gewisses Selbstbewusstsein aufgebaut.

Somit kann sie authentisch und selbstbewusst auftreten. Wenn sie sich hinter einer Maske versteckt oder so sein will wie der konkurrierende Mann, kann sie nicht authentisch sein und auch nicht das notwendige Selbstbewusstsein darstellen.

Sollen sich Frauen den Verhaltensmustern der Männer anpassen?

Nicht umsonst hat es die Natur so eingerichtet, dass Frauen Frauen sind und Männer Männer.

Frauen sollten deswegen nicht das Verhalten von Männern übernehmen.

Frauen haben und zeigen andere Verhaltensmuster als Männer. Diese gilt es deutlicher herauszuheben. Das Angleichen des Verhaltensmusters an das andere Geschlecht kommt in der Regel nicht so gut an und bringt auch nichts.

Weshalb sollte eine Frau zu einem Mann werden?

Gerät die Frau hier nicht in einen Teufelskreis?

Nein. Und zwar deswegen gerät sie nicht in einen Teufelskreis, weil die Frau authentisch bleiben kann und soll. So muss und soll die Frau auch aus keiner Vorgabe ausbrechen.

Entscheidend ist, dass es vielmehr die innere Einstellung der Frau ist, die sich nach außen erkennen lässt. Fühlt sich jemand als ‚schwach' oder als ‚Verlierer' dieser Gesellschaft, wird er auch so von anderen wahrgenommen.

Die Körpersprache und das Auftreten helfen dabei, das ‚wahre' Gesicht zu zeigen. Wer weiß, was er kann, zeigt dieses Selbstbewusstsein durch seine Körpersprache.

Die Frau muss selbst erkennen, dass sie an ihrem authentischen und selbstbewussten Auftreten arbeiten kann. Lassen wir in diesem Zusammenhang gelten: „Steht auf und werdet aktiv!"

Selbstbewusstsein und Stärken der Frau

Männern wird oft nachgesagt, dass sie Defizite im emotionalen und kreativen Bereich haben. Diese Behauptung ist natürlich verallgemeinernd und gilt nicht für den Einzelnen. Wird nun umgekehrt angenommen, dass Frauen eher emotional und kreativ agieren, könnten sie gezielt diese Stärken mit in das Bewerbungsgespräch einbauen.

Sobald die Frau ihr Selbstbewusstsein gestärkt hat, signalisiert sie automatisch, beispielsweise durch ihr Auftreten, ihre Körpersprache, ihren Blickkontakt, die Kopfhaltung und so weiter deutlich, dass sie als erfolgreiche Kandidatin zu betrachten ist.

Wie kann die Frau an ihrem Auftreten trainieren?

So, wie jeder Mann auch: durch Reflexion, durch Training, durch professionelles Coaching, durch konstruktives Feedback und anderes ist es möglich, das Auftreten zu überdenken und im Sinne des Selbstbewusstseins zu optimieren.

Dann wird die Frau auch keinerlei Probleme haben, einen geeigneten Arbeitsplatz zu erhalten.

Quotenfrau oder Quote für die Frau?

Hitzige Diskussionen werden geführt, ob im Sinne der Gleichberechtigung eine Frau einen Arbeitsplatz erhalten soll. Damit würde sie gegebenenfalls gegenüber einem gleichqualifizierten Mann bevorzugt.

Egal wie der Einzelne hierzu stehen mag, zeigt sich in der Realität, dass es in vielen Berufen noch lange keine Ausgewogenheit der Geschlechter gibt.

Beispielsweise gab es mit Stand August 2018 (in Klammern: Januar 2013) bei den Dax-30-Unternehmen 27 (38) Frauen und 174 (171) Männer als Vorstandsmitglieder. Das entspricht 13,4 Prozent, was alles andere als ausgewogen ist.

Vielleicht gibt es für die angebotenen Positionen weniger interessierte Frauen als Männer? Oder möchte die Frau doch lieber als Quotenfrau eingestellt werden?

Starke Frauen in Führungspositionen

Der Kölner Stadtanzeiger (28.09.2015) schreibt, dass etwa zwei Drittel aller Europäer nach wie vor Frauen die Fähigkeiten für Spitzenposten in der Wissenschaft absprechen.

Sie beziehen sich auf eine Umfrage der L'Oreal Stiftung mit etwa 5.000 Teilnehmern. Dort wird behauptet, dass Frauen rationales Denken, Durchhaltevermögen, Ehrgeiz und analytische Distanz fehlten.

In der EU liegt der Anteil von Wissenschaftlerinnen in Spitzenpositionen bei traurigen 11 %.

Nobelpreis

Bis Anfang 2020 wurden ca. 870 Nobelpreisträger gekürt. 52 Frauen sind bis zu diesem Datum bedacht. Übrigens erhielt Marie Curie (Maria Sklodowska Curie, polnische Physikerin und Chemikerin, 1867 – 1934) als erste Frau einen Nobelpreis und zwar den für Physik (1903).

Wenn schon, denn schon, muss sich Frau Curie wohl gedacht haben, denn im Jahr 1911 wurde sie auch noch mit dem Nobelpreis für Chemie ausgezeichnet.

Weibliche Regierungschefs und Staatsoberhäupter

Von 1960 bis 1965 gab es die erste frei gewählte weibliche Ministerpräsidentin auf der kompletten Erde. Sie regierte Sri Lanka, insgesamt übrigens dreimal. Ihr Name: Sirimavo Ratwatte Dias Bandaranaike (1916 – 2000).

Indira Priyadarsgini Gandhi (1917 – 1984) nahm dieselbe Position zweimal in Indien ein und zwar erstmals von 1966 bis 1977.

Dazu zählt auch die erste deutsche Bundeskanzlerin Angela Dorothea Merkel (*1954), die 2005 erstmals als Bundeskanzlerin der Bundesrepublik Deutschland gewählt wurde.

Das weltweit erste weibliche Staatsoberhaupt einer Republik war die im Kaiserreich China geborene Chertek Amyrbitowna Antschimaa-Toka (1912 – 2008). Sie repräsentierte das den meisten wohl unbekannte Land namens Tuwa (Tuwinische Volksrepublik von 1921 – 1944), das im Oktober 1944 der Sowjetunion beitrat. Ihre offizielle Position war die einer Parlamentspräsidentin, die sie von 1940 bis 1944 ausübte.

Die Präsidentin der mongolischen Volksrepublik Süchbaataryn Jandschmaa (1893 – 1963) führt als zweite die Liste an. Von 1953 bis 1954 lief ihre kurze Amtszeit. Bis Anfang 2017 sind 59 weibliche Staatsoberhäupter und etwa 73 Regierungscheffinnen registriert.

Und wie sieht es in der Monarchie aus?

Hier müssen wir weit zurückgehen. 41 Frauen werden in einer Liste bei Wikipedia als Regentin aufgelistet. Die erste Registrierte namens Sammuramat regierte von 810 bis 789 vor Christus in Assyrien. Ihre Lebenszeit ist nicht genau bekannt. Es wird geschätzt, dass sie von 840 bis 788 vor Christus lebte.

Bei den Herrscherinnen stehen immerhin 95 Frauen auf der Liste. Die ersten vier stammten aus Ägypten. Die früheste Information wird datiert auf eine Regierungszeit von 2218 bis 2216 vor Christus. Der angegebene Name lautet Nitokris, wobei einige Quellen allerdings annehmen, dass es sich um einen Mann gehandelt habe.

Bei Nofrusobek (auch Sobekneferu) wird allerdings sicher von einer Frau ausgegangen. Sie herrschte in Ägypten von etwa 1763 bis 1759 vor Christus. Andere Quellen setzen die Regierungszeit 30 bis 40 Jahre später an.

Die britische Königin Elisabeth II. (Elisabeth Alexandra Mary, *1926), die seit 1952 Großbritannien regiert, nimmt auf dieser Liste einen der letzten Plätze ein. Bei Drucklegung dieses Buchs regiert seit 1972 neben Elisabeth als weitere Frau nur noch Margarete II. (*1940) Dänemark.

Starke Frauen im 2. Weltkrieg

Zumindest soll kurz darauf hingewiesen werden, was Frauen im 2. Weltkrieg geleistet haben.

Frauen haben Busse gefahren, Straßenbahnen, Züge und so weiter.

Sie haben zum Großteil nach dem Krieg den Wiederaufbau geleistet. Unter anderen nicht zu vergessen die sogenannten Trümmerfrauen – teils freiwillig, teils zwangsweise.

Die Männer waren erst einmal an der Front und letztlich in Gefangenschaft. Eine echte Frauenpower.

Starke Frauen in der Jetzt-Zeit

Trotz aller Unterschiede zwischen Frau und Mann könnte ein/e jede/r darauf achten, im eigenen Gedankengut bereits die Gleichberechtigung zu schaffen.

Weshalb denken viele Menschen beim Dirigenten an einen Mann, bei der Person im Orchestergraben, die mit der Harfe musiziert, an eine Frau?

Weshalb bedeutet es für viele Personen eine mentale Umstellung, ganz selbstverständlich von einer Dachdeckerin oder einem Sekretär zu sprechen?

Die eigene Einstellung kann helfen, die Gleichberechtigung von Mann und Frau Selbstverständlichkeit werden zu lassen.

Teil 5 – Ladies first?

Frauen- und Männerrollen im gesellschaftlichen Miteinander

Ladies first? Freundlichkeit oder Diskriminierung?

> Ohne Frauen geht es nicht, das hat sogar Gott einsehen müssen.
> *Eleonora Duse, it. Schauspielerin*
> *(1858 - 1924)*

Die klassische Vorstellung im beruflichen und privaten Umfeld

Geht es um das Thema Vorstellung und Bekanntmachen, tun sich die Menschen in unserer Kultur manchmal sehr schwer im gesellschaftlichen Umgang.

Das ist auch deutlich nachvollziehbar, gilt es doch, trotz aller modernen Lässigkeit, gewisse relativ strenge Regeln einzuhalten, die den Umgangsformen und der Etikette entsprechen.

Andererseits soll die Gleichwertigkeit zwischen Mann und Frau dargestellt werden, was dann gewissen klassischen Regeln (in unserem Falle Regeln der Vorstellung) zu widersprechen scheint. Deshalb betrachten wir zuerst einmal die formvollendete Vorstellung.

Der Rang

Die Vorstellung erfolgt unter Berücksichtigung des ‚Rangs'. Die rangniedere Person wird immer der ranghöheren vorgestellt.

Also: Vorgestellt wird

- der Herr der Dame
- die jüngere Person der älteren Person
- die rangniedere Person der ranghöheren Person

- der Bekannte dem Fremden
- der Inländer dem Ausländer
- wer schon da ist demjenigen, der dazukommt

Begleitet wird die Vorstellung durch erklärende Worte des Gastgebers. Zum Beispiel:	
„Frau Willms, darf ich vorstellen, das ist Herr Kiene."	
Die beiden Vorgestellten geben sich die Hand und antworten in etwa:	
„Freut mich."	Oder: „Freut mich sehr."
Oder: „Es freut mich, Sie kennenzulernen."	Oder noch ausführlicher: „Es freut mich sehr, Sie kennenzulernen, Frau Willms/Herr Kiene."
Oder der eigene Name wird wiederholt:	
„Kiene, guten Abend"	Oder im familiären Jargon: „Hallo."

Ist der Gastgeber verhindert, seine Gäste vorzustellen, stellen sich die Gäste einander selbst vor.

Begleitet wird die Vorstellung durch erklärende Worte. Zum Beispiel:
Das kann so sein: „Darf ich mich vorstellen, mein Name ist Kiene."
„Das freut mich Sie kennenzulernen, ich bin Frau Willms."

Es muss nicht immer so formal zugehen.

Bei eher informellen Anlässen kann so vorgegangen werden:
„Hallo, ich bin der Christoph."
Oder mit dem Nachnamen: „Guten Abend, ich heiße Christoph Kiene."

Im ersten Fall wird die Bereitschaft gezeigt, eventuell später ‚geduzt' zu werden. Im zweiten Fall soll ‚gesiezt' werden. Auch in Deutschland setzt sich in einigen Firmen allmählich durch, sich mit den Vornamen anzureden, aber beim ‚Sie' zu bleiben.

> „Es freut mich, Sie kennenzulernen, Christoph."

Wie bei der Begrüßung, schauen sich die Personen während des Bekanntmachens oder der Vorstellung direkt in die Augen. Sie lächeln freundlich und reichen sich gewöhnlich die Hand und zwar dann, wenn die beiden vorzustellenden Gäste beim Namen genannt werden.

Sich Erheben bei der Vorstellung?

Bei der Begrüßung und der Vorstellung erhebt sich der Betreffende von seinem Platz. Ältere Damen sind davon ausgenommen, ebenso Gebrechliche, Behinderte oder auch ältere Herren.

In der heutigen, modernen Gesellschaft zeigt die emanzipierte Frau aber gerade dadurch ihre unabhängige Stellung an, dass sie sich bei einer Vorstellung erhebt. Und zwar gänzlich, sodass sie ‚jedermann' sehen kann.

Heute ist es möglich, dass ein neu hinzutretender Gast eine Gruppe sitzender Menschen begrüßt, indem er mit den Fingerknöcheln der rechten Hand zweimal kurz auf den Tisch klopft.

So werden alle anwesenden Gäste gleichzeitig begrüßt. Niemand muss aufstehen, niemandem wird die Hand gereicht, niemand wird dem neu Eingetroffenen vorgestellt.

Wem wird zuerst die Hand gereicht?

An sich ist diese Frage ganz leicht zu beantworten. Orientieren Sie sich am Rang. Das heißt, dass Sie eine ranghöhere Person zuerst begrüßen, dann folgt die Person, die rangniedriger ist.

Wer ist ranghöher beim Händedruck?

Ranghöher sind:

- Damen (im Vergleich zu Herren),
- Ältere (im Vergleich zur Jüngeren),
- Vorgesetzte (im Vergleich zu Mitarbeitern).

Ganz Pfiffige werden bereits gemerkt haben, dass sie leicht in eine Konfliktsituation geraten können, wenn zum Beispiel mehrere Damen gleichzeitig begrüßt werden sollen.

Wen begrüßen Sie zuerst? Auch hier gilt die Regel, dass die ältere Person vor der Jüngeren begrüßt wird.

Niemanden vor den Kopf stoßen

Wäre das für die Wirklichkeit besonders gut? Sie hätten eindeutig die älteste Person geoutet, wenn Sie der ältesten Person zuerst die Hand reichten.

Nach den modernen Umgangsformen ist das zwar korrekt, aber damit könnten Sie die älteste Person vor den Kopf stoßen! Nicht jede Person mag unbedingt als alt und schon gar nicht als die älteste erkannt werden. Sie hätten dann – trotz aller richtigen Regeln   einen Fauxpas begangen.

Wie kommen Sie aus dem Teufelskreis heraus? Sie können sich vorstellen, wie kompliziert das in der Realität wird.

Deshalb gilt folgende Regel: Gehen Sie der Reihe nach! Dabei spielt es keine Rolle, ob Sie im Uhrzeigersinn oder gegen den Uhrzeigersinn vorgehen. Wenn Sie in dieser Weise vorgehen, dann sagen Sie – allerdings hörbar – dazu:

„Ich darf eben mal der Reihe nach gehen."
„Ich gehe eben mal der Reihe nach."
„Ich begrüße Sie der Reihe nach".

Dann wird sich niemand verletzt fühlen.

Oder so:

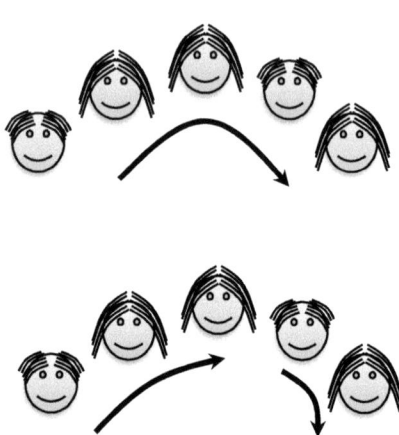

Sollte sich eine <u>deutlich</u> ältere Person in der Reihe (im Bild die zweite von rechts) befinden, können Sie diese zuerst begrüßen und gehen dann im Uhrzeigersinn weiter, um am Ende nochmals ganz von vorn zu beginnen.

Hände über Kreuz! Bringt das Unglück?

Die Gäste begrüßen sich gegenseitig, sofern sie nicht vorgestellt werden müssen.

Einige Regeln, die bei der Begrüßung beachtet werden müssen. Begrüßt wird auch hier dem Rang nach, also

- zuerst die Dame, dann der Herr
- zuerst die ältere Person, dann die jüngere Person
- zuerst die ranghöhere Person, dann die rangniedere Person
- zuerst der Fremde, dann der Bekannte

- zuerst der Ausländer, dann der Inländer

Es wird sich herzlich begrüßt, die rechte Hand geboten und sich dabei direkt in die Augen geschaut. Ein Lächeln ist bereits der Anfang zu einem angenehmen Klima.

Da sich Menschen (aus Gründen des Aberglaubens) Hände nicht über Kreuz reichen sollen, gibt es eine Vorgehensweise, das zu vermeiden.

Zwei Paare stehen sich gegenüber und verfahren wie folgt:

Diagonal. Zuerst reichen sich die
beiden Damen die Hand.

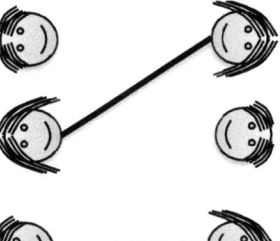

Parallel. Die gegenüber Stehen-
den reichen sich die Hand.

Diagonal. Und schließlich geben sich die
beiden Herren die Hand.

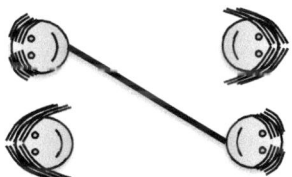

Dabei stehen die Paare in Blickrichtung immer so, dass der Herr links von der Dame steht.

Die ranghöhere Person geht rechts

Gehen zwei Damen oder zwei Herren nebeneinander, so geht die ältere (weil ranghöhere Person) an der rechten Seite.

Und diese Regel gilt bei allen möglichen Situationen. Die ranghöhere Per-son befindet sind (unabhängig vom Geschlecht) an der rechten Seite der anderen Person.

Wenn Sie mit dem Gast durch Zimmer oder Gänge gehen, achten Sie darauf, dass er rechts – auf der Ehrenseite – neben Ihnen geht. Handelt es sich um eine Besuchergruppe, geht der Ranghöchste der Gruppe rechts. Gehen Sie zügig, aber rasen Sie nicht. Jetzt kommt es auf einen Sekundengewinn nicht mehr an.

International gilt: In Blickrichtung geht der Herr (Gastgeber) links und die Dame (der Gast) rechts. Das gilt im Freien wie auch in Räumen oder Fluren, wenn nebeneinander gegangen werden kann.

Türen durchschreiten

Öffnen Sie die Tür, halten diese auf, der Gast geht als erster hindurch. Eine einladende Handbewegung oder „Treten Sie ein" vermittelt dem Gast, hier ist er willkommen.

Öffnet die Tür nach innen, dann geht die Begleitung ‚mit der Tür' in den Raum und bittet hier den Gast einzutreten.

Wird ein geschlossener Raum betreten (in einem Gebäude, aber auch in der Eisenbahn), wird der Gast vorgelassen.

Ausgenommen bleiben diese Regeln beim Betreten eines Restaurants oder einer Bar: Denn dort geht der Gastgeber grundsätzlich vor. (Wer zuerst das Restaurant betritt = Gastgeber = derjenige, der bezahlt.)

Achtung: In die Hotelhalle geht zuerst der Gast, ins Restaurant der Gastgeber!

Treppauf – treppab

Gehen Sie nebeneinander, wird auch ein Treppenhaus kein Hindernis für Sie darstellen. Gehen Sie hintereinander, dann darf Ihr Gast vor Ihnen gehen.

Im Gegensatz zu früheren Regeln gilt diese Vorgehensweise auch dann, wenn eine Dame vor einem Herrn die Treppen hochgeht.

Verhalten in Aufzügen

Beim Betreten eines leeren Fahrstuhls hat der Gast den Vortritt. Warten bereits Personen, geht es der Reihe nach. Ist der Fahrstuhl schon gut gefüllt, nehmen Sie den nächsten.

Bei enger Platzsituation verlassen nach der Fahrt zuerst Sie den Lift.

Wer steht wo?

Wir haben auf den vorherigen Seiten dargestellt, dass der Gastgeber links neben dem Gast geht. Kommen die beiden zum Stehen, ergibt sich dasselbe Bild: Der Gastgeber steht links vom Gast.

Gast   Gastgeber

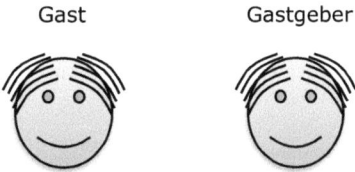

Somit wissen Sie als gegenüberstehende Person, wer der Gast ist. Der Gast ist ranghöher und deshalb zuerst zu begrüßen.

Vorgesetzte/r   Mitarbeiter/in

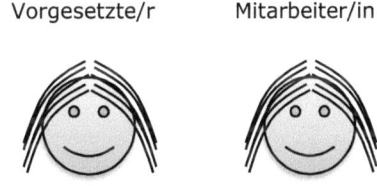

Nehmen wir an, Sie haben einen Gesprächstermin mit einem Abteilungsleiter eines anderen Unternehmens. Dieser kommt mit seinem Assistenten auf Sie zu.

Vom Alter können Sie keinen Unterschied erkennen. Aber – vorausgesetzt die beiden verhalten sich regelkonform – sie zeigen Ihnen, wer der Vorgesetzte ist. Dieser geht nämlich dort, wo sich der Ranghöhere befindet, also dort, wo oben abgebildet der Gast markiert ist.

Damit haben Sie keinerlei Schwierigkeiten, den Ranghöheren sofort zu erkennen. Das vermeidet manche Peinlichkeit, gerade dann, wenn zwei Frauen oder zwei Männer auf Sie zukommen.

Alle genannten Regeln gelten unabhängig vom Geschlecht!

Wenn ein (Ehe-) Paar nebeneinandersteht, steht die Frau rechts vom Mann.

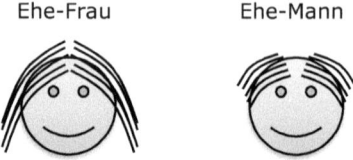

Ehe-Frau   Ehe-Mann

Sollte im Geschäftsleben die Frau einen ranghöheren Mann begleiten, stehen sie so nebeneinander:

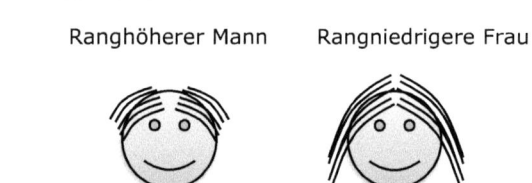

Ranghöherer Mann   Rangniedrigere Frau

Für den Gegenüberstehenden gilt nach wie vor – unabhängig vom Geschlecht – dass die ranghöhere Person aus seiner Sicht links steht.

Diese eindeutige Regel ist weltweit gültig. Als Dazukommender können Sie somit die Hierarchie der anderen erkennen.

Ladies first

Oder First Lady?

Es kann dem Mann als Macho-Gehabe ausgelegt werden, wenn er sagt „Ladies first". Möglicherweise sieht die Business-Frau sich auf ihr Geschlecht reduziert – und damit als nicht gleichberechtigt behandelt.

Es mag sicherlich nett gemeint sein, wenn eine/r dem/der anderen die Tür aufhält, damit die/der Angesprochene vorgehen kann. Denn: Den Rücken zeigen gilt als unhöflich, also darf der/die Ranghöhere vorgehen. In Ordnung.

Geschlechterfalle

Begleitet ein Mann seine höfliche Handlung durch „Ladies first", bringt er damit zum Ausdruck, die Frau nur deshalb vorgehen zu lassen, weil sie eine <u>Frau</u> ist.

Manche empfinden, dass der Mann damit <u>übergenau</u> zum Ausdruck bringt, wie er die Frau nur aufgrund ihres Geschlechts sieht.

Viele tatsächlich emanzipierte Frauen wollen aber nicht aufgrund ihres Geschlechts eine besondere Behandlung erfahren; sondern sie wollen zum Beispiel aufgrund ihrer Tätigkeit, Position oder Funktion eingestuft werden. Wenn nicht, fühlen sie sich diskriminiert.

Damit der freundliche Mann nicht in die Geschlechterfalle tappt, sollte er besser sagen: „Bitte nach Ihnen." oder „Bitte gehen Sie vor." Damit hat er eine mögliche Geschlechterdiskriminierung vermieden.

Die sehr selbstbewusste und emanzipierte Frau – die Suffragetten

Fälschlicherweise wird immer wieder angenommen, dass die Emanzipation der Frau erst Mitte des vergangenen Jahrhunderts startete. Dem ist aber nicht so.

Deshalb machen wir einen kleinen Ausflug zu den Suffragetten. Das Wort kommt aus dem Englischen beziehungsweise Französischen suffrage und heißt Wahlrecht.

Die Suffragetten waren in Großbritannien und den Vereinigten Staaten aktiv. Sie wollten unbedingt das Frauenwahlrecht eingeführt sehen und sich gleichberechtigt bewegen dürfen.

Dazu zählte für sie auch das Rauchen in der Öffentlichkeit. Und in der Öffentlichkeit zeigten sie sich, sie demonstrierten, und das war nicht ganz ungefährlich.

Hervorgetan hat sich beispielsweise schon im Jahr 1903 Emmeline Pankhurst (1858 – 1928). In ihre Fußstapfen folgte ihre Tochter Christabel (1880 – 1958).

Die Süddeutsche Zeitung schreibt am 16./17.01.2016: „Sie flanieren durch die Straßen, ziehen nebenbei einen Stein aus der Handtasche und schmettern ihn in die Fensterscheibe eines Kaufhauses oder Herrenclubs. Sie verätzen Golfplätze mit Säure.

Einmal kappen sie sämtliche Telegrafen-und Telefonleitungen zwischen London und Glasgow.

Dann wieder zerschlagen sie Vitrinen, schlitzen berühmte Gemälde auf, ebenso Eisenbahnsitze. Sie stecken Boots- und Sommerhäuser in Brand. Sprengen Bahnhöfe. Ihre Parolen pinseln sie ohnehin überall hin. …

Man sieht all den Damen im Kleid zusammen Weiß und Grün und Violett nicht an, wie mutig und zäh sie sind.‟

Hut ab vor dieser Frauenpower.

Gegensätze ziehen sich an

Liebe Leserin, lieber Leser, nun wurde an mehreren Beispielen gezeigt, dass sich trotz aller Emanzipation nach wie vor deutliche Unterschiede im gesellschaftlichen und beruflichen Leben zwischen Mann und Frau zeigen.

Einfühlungsvermögen

Umso wichtiger ist es, mit etwas Einfühlungsvermögen und vor allem mit guten Umgangsformen sich in die Gedankenwelt des geschlechtlichen Gegenübers zu versetzen. So kann jeder versuchen, den anderen zu verstehen und dessen Handeln nachvollziehen.

Auch wenn das, wie beschrieben, eine Herausforderung sein kann: Ist es nicht gut so, dass Mann und Frau verschieden sind?

Wer würde schon mit sich selbst, sozusagen mit dem eigenen Zwilling, in einer beruflichen oder gesellschaftlichen Partnerschaft auf Dauer leben wollen? Der Reiz liegt doch gerade in der Andersartigkeit. Seien wir also froh, dass es diese gibt.

Selbstverständlich darf sich jeder einmal aufregen, sollte aber schließlich die Vorzüge beim jeweils anderen erkennen, anerkennen und wertschätzen.

Also liebe Frau, lieber Mann es ist schön, dass es Unterschiede zwischen den Geschlechtern gibt. Leben Sie beide glücklich weiter und wenn Sie wollen natürlich auch miteinander.

Viel Vergnügen bei der geschlechtlichen Unterschiedlichkeit, den damit verknüpften wohlgemeinten Klischees und den daraus entstehenden Herausforderungen des menschlichen Miteinanders.

Freuen Sie sich über die Vielfalt und genießen Sie das Miteinander!

Ein Toast auf die Frau und ein Toast auf den Mann, sowie ein Toast auf alle, die sich nicht ein- oder zuordnen können oder wollen.

Stichwortverzeichnis

Knigge als Synonym und als Namensgeber

Umgang mit Menschen

Suche weniger selbst zu glänzen,
als andern Gelegenheit zu geben,
sich von vorteilhaften Seiten zu zeigen,
wenn Du gelobt werden und gefallen willst.
Adolph Freiherr Knigge, aus dem Buch „Über den Umgang mit Menschen", 1788
(1752 - 1796)

Adolph Freiherr Knigge

Schon zu seinen Lebzeiten war Adolph Freiherr Knigge (1752 – 1796) umstritten. Knigge setzte sich durch sein energisches Eintreten für die Ziele der Aufklärung, so wie er sie verstand, scharfen Angriffen aus. Er arbeitete als Romanschriftsteller und Satiriker sowie als politischer Schriftsteller. Er gehörte den Freimaurern an. Heute ist Knigge vor allem seines Buches wegen ‚Über den Umgang mit Menschen' (1788) bekannt. Und zwar deswegen, weil sein Werk als Etikette-Buch angesehen wird.

Das große Missverständnis

Knigge verdankt seinen heutigen Ruf und Erfolg aber einem Missverständnis. Denn: Das Werk Adolph Freiherr Knigges gilt als Etikette-Buch ersten Rangs. Allerdings beschreibt Knigge keine Regeln wie mit Besteck umzugehen ist oder das Verhalten bei Tisch, stattdessen offenbart er eine praktische Lebensphilosophie im Umgang mit Mitmenschen. Er gibt Anleitungen und Anregungen, wie mit seinen Mitmenschen richtig umzugehen ist. Knigge hoffte damit, dass die Menschen glücklich und froh miteinander leben könnten. Sein Buch erschien 1788 und war schon kurze Zeit in fast allen Haushalten zu finden.

Über 200 Jahre lang prägte sich sein Buch im Bewusstsein der Leser als praktisches Handbuch über gutes Benehmen ein.

Über den Umgang mit Menschen

In drei Teilen seines Buches hat Knigge über den Umgang mit verschiedenen Menschengruppen geschrieben, zum Beispiel:

- Über den Umgang mit Leuten von verschiedenen Gemütsarten, Temperamenten und Stimmungen des Geistes und des Herzens (Erster Teil, 3. Kapitel)

- Über den Umgang mit Frauenzimmern (Zweiter Teil, 5. Kapitel)

- Über die Verhältnisse zwischen Herrn und Dienern (Zweiter Teil, 7. Kapitel)

- Über das Verhältnis zwischen Wohltätern und denen, welche Wohltaten empfangen; wie auch unter Lehrern und Schülern, Gläubigern und Schuldnern (Zweiter Teil, 10. Kapitel)

- Über den Umgang mit den Großen der Erde, mit Fürsten, Vornehmen und Reichen (Dritter Teil, 1. Kapitel)

- Über die Art, mit Tieren umzugehen (Dritter Teil, 9. Kapitel)

Knigge heute als Synonym für Umgangsformen

Obwohl es heute klar ist, dass Knigge anderes verfolgte, als wir unter seinem Namen verstehen, soll ‚Knigge' als Synonym für den Bereich stehen, dem sich das vorliegende Buch widmet.

12 Ratgeber in der kleinen Knigge-Reihe

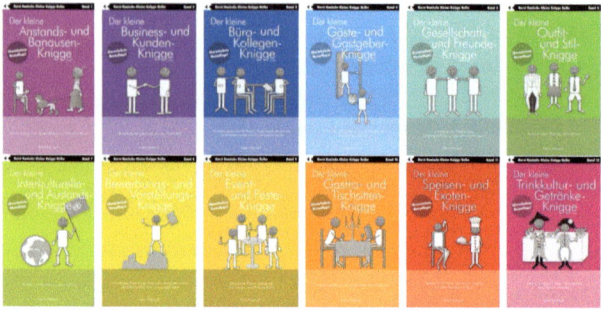

Der kleine ... -Knigge ^{2100} (Je € 9,70; 88 Seiten, 12x19 cm, kartoniert)

Anstands- und Banausen-Knigge ^{2100}
Business- und Kunden-Knigge ^{2100}
Büro- und Kollegen-Knigge ^{2100}
Gäste- und Gastgeber-Knigge ^{2100}
Gesellschafts- und Freunde-Knigge ^{2100}
Outfit- und Stil-Knigge ^{2100}

Interkulturelle- und Auslands-Knigge ^{2100}
Bewerbungs- und Vorstellungs-Knigge ^{2100}
Event- und Feste-Knigge ^{2100}
Gastro- und Tischsitten-Knigge ^{2100}
Speisen- und Exoten-Knigge ^{2100}
Trinkkultur- u. Getränke-Knigge ^{2100}

12 x kleines Handbuch der Rhetorik 2100

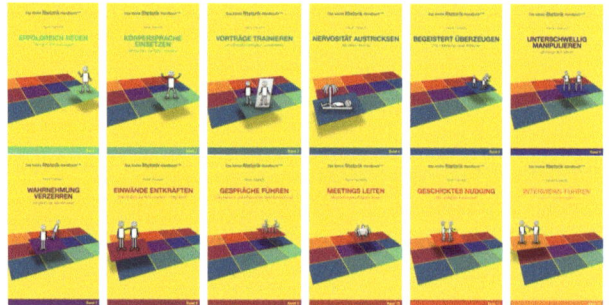

Der kleine Handbuch der Rhetorik ^{2100} (Je € 9,70; 100 Seiten, 12x19 cm)

Erfolgreich reden „Die Kunst, flott vorzutragen"
Körpersprache einsetzen „Mit Händen und Füßen sprechen"
Gezielt trainieren „Ich will endlich erfolgreich präsentieren!"
Nervosität austricksen „Mir zittern die Knie"
Begeistert überzeugen „Das rhetorische Feuer entfachen"
Unterschwellig manipulieren „Ich kriege dich schon!"

Wahrnehmung verzerren „Ich glaub' nur, was ich sehe."
Einwände entkräften „Das ist doch gar nicht machbar! – Oder doch?"
Gespräche führen „Zielorientierte und zeitsparende Gesprächslenkung"
Meetings leiten „Besprechungen erfolgreich führen"
Geschicktes Nudging „Das versteckte Anschubsen"
Interviews führen „Darf ich Sie mal fragen?"

4 Ratgeber in der Ego-Management-Reihe

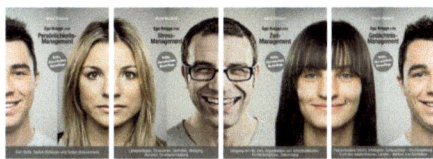

Persönlichkeits-Management – Ego-Knigge 2100 Soft Skills, Selbst-Reflexion und Selbst-Bewusstsein

Stress-Management – Ego-Knigge 2100 Lampenfieber, Stressoren, Gerüchte, Mobbing, Burnout, Stressvermeidung

Zeit-Management– Ego-Knigge 2100 Umgang mit der Zeit, Organisation von Arbeitsabläufen, Perfektionismus, Zielsetzung

Gedächtnis-Management – Ego-Knigge 2100 Gehirn, Intelligenz, Schwachsinn – Hochbegabung, Gedächtnis, Lerntechniken. Jeder Ratgeber € 14,90, 104 Seiten, A5, kartoniert

4 Ratgeber in der Reihe Lebenseinstellung

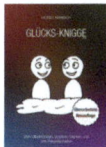 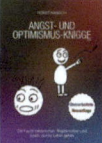 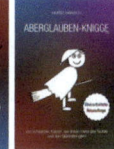 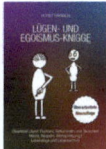

Aberglauben-Knigge 2100 Von schwarzen Katzen, der linken Hand des Teufels und den Glücksbringern

Lügen- und Egoismus-Knigge 2100 Überleben durch Flunkern, Schummeln und Täuschen! Macht, Respekt, Wertschätzung? Lebenslüge und Lebensschutz

Glücks-Knigge 2100 Vom Glücklichsein, positiven Denken und von Freundschaften

Angst- und Optimismus-Knigge 2100 Die Furcht beherrschen, Ängste nutzen und positiv durchs Leben gehen. Jeder Ratgeber € 12,95, 160 Seiten, A5, kartoniert

3 Ratgeber Bräutigam, Braut und Brautpaar

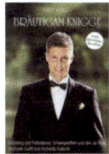 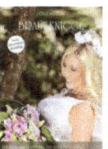 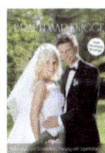

Bräutigam-Knigge 2100 Verlobung und Polterabend, Schwiegereltern und das Ja-Wort, Hochzeits-Outfit und Hochzeits-Kutsche

Braut-Knigge 2100 Brautkleid und Accessoires, Das große Hochzeitsfest, Höhepunkte und Hochzeitstanz

Brautpaar-Knigge 2100 Historisches und Sonderbares, Planung und Organisation, Aberglaube und Hochzeitsbräuche. Jeder Ratgeber € 15,90, 104 Seiten, A5, kartoniert

2 Ratgeber Selbst-Coaching

Selbstbewusstsein Knigge 2100 Ich bin, ich kann, ich will. Das eigene Leben bestimmen, Soft Skills, The Winner 1, € 12,95; 120 Seiten A5

Selbstwertgefühl Knigge 2100 Steh auf! – Werde aktiv! – Zeige Profil! Das eigene Leben beeinflussen, Motivation, The Winner 2, € 12,95; 120 Seiten A5

Leben und Lifestyle

Das kleine Knigge-Quiz [2100] € 9,70; 96 Seiten, 12x19 cm, kartoniert

Jugend-Knigge [2100] Knigge für junge Leute und Berufseinsteiger, € 15,90; 152 Seiten

Zukunfts-Knigge [2100] Verfall der Sitten und Verlust der Wertschätzung? Umgangsformen in 100 Jahren. Zusammenleben mit Menschen, Maschinen und menschenähnlichen Robotern, € 14,95; 172 Seiten A5 kartoniert

Wertschätzung-Knigge [2100] Gleichberechtigung, Gender und Respekt, Sexuelle Orientierung, Umgang bei Diskriminierung und Mobbing, € 14,95; 152 Seiten A5

Hochzeits-Knigge [2100] Hochzeitsbräuche, Geschenke, Brautjungfer, Trauung, Festgäste und Festmahl, € 29,95; 310 Seiten A5

Ü65- und Senioren-Knigge [2100] Die junge Alten und die alten Jungen, Kommunikation und Verständnis zwischen den Generationen, Einsamkeit und technischer Fortschritt, € 19,95; 180 Seiten A5

Blumen-Knigge [2100] Historisches, Mystisches, Festliches, Blumen-Sprache, Umgang mit Blumen-Präsenten, € 19,95; 144 Seiten A5

Bekleidung! Ausdruck der Persönlichkeit – Lukas' Outfit-Knigge [2100], € 19,95; 196 Seiten A5

Nudel-Knigge [2100] Himmlische Teigwaren, € 17,95; 140 Seiten A5

Der Interkulturelle Kompetenz-Knigge [2100] Kultur, Kompetenz, Eindrücke – Gesten, Rituale, Zeitempfinden – Berichte, Tipps, Erlebnisse, € 29,95; 240 Seiten A5

China-Deutschland-Knigge [2100] Chinesen in Deutschland, € 12,90; 104 Seiten

Dschungel-Knigge [2100] Umgang in ungewohnter Umgebung, € 23,95; 192 Seiten

Der Dicke-Knigge [2100] Aus dem prallen Leben des Dicken, € 15,90; 104 Seiten

Typisch Frau – Typisch Mann Knigge [2100] Unterschiede, Gemeinsamkeiten, Flirt – Umgang mit dem anderen Geschlecht, € 12,95; 128 Seiten A5

Kulinarischer und Gastronomischer Knigge [2100] Von Events, Feiern, Aperitif über Esskultur, Speisen und Getränken zu zeitgemäßen Tischsitten, € 26,50; 284 Seiten A5

Klo- und Pinkel-Knigge [2100] Vom privaten und öffentlichen Bedürfnis - Umgangsformen im Tabu-Bereich, € 13,50; 104 Seiten A5

Omi hüpf' mal Märchen meiner Großmutter, Erlebnisse ihre Jugend und wahre Geschichten meines Vaters von und über Omi Rickchen, Hardcover, € 29,95; 312 Seiten

Der Hunde-Knigge [2100] Umgang mit dem Hund – Hundesprache – Der Hund in der Gesellschaft, € 17,95; 180 Seiten A5

Welcome to Germany-Knigge [2100] Umgangsformen, Verhaltensmuster und gesellschaftliches Miteinander im deutschsprachigen Europa, € 11,99; 108 Seiten A5

Besuch willkommen Knigge [2100] Einladung, Gast, Geschenk, Empfang, Feier, Gastfreundschaft, € 14,95; 200 Seiten A5

Mensch, Macht, Mörder [2100] Verfall der Umgangsformen? € 14,90; 260 Seiten

Leben, Tod und Ansichten Austausch mit Berühmtheiten über Wichtiges und Unwichtiges im Leben, € 12,95; 116 Seiten A5

Leben, Tod und Überlegungen Austausch mit Berühmtheiten über Größe, Ewigkeit und Spaß im Leben, € 12,95; 116 Seiten A5

Tod, Trauer, Totenkult-Knigge [2100] Sterben, Trost, Takt, Bestatten, Tradition, Vorsorge, Tabus, Vergänglichkeit und Sonderbares, € 17,95; 212 Seiten A5

Leben und Lifestyle

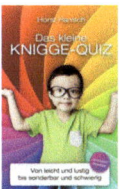 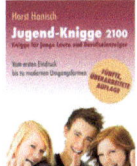 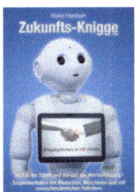 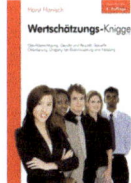

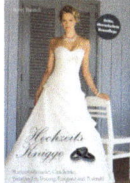 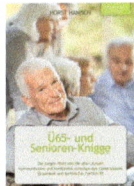 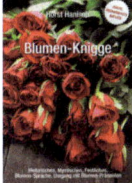 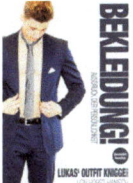

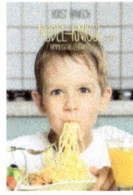 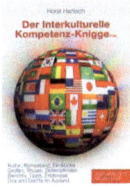 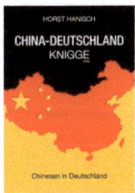 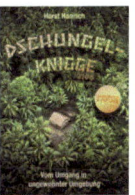

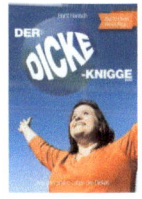 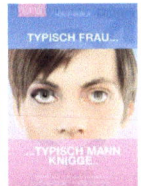 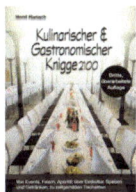 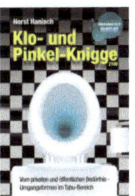

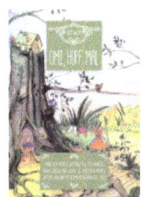 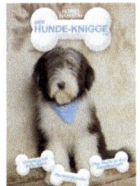 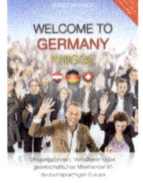 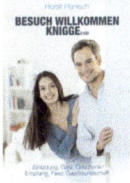

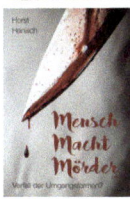 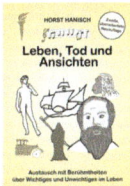 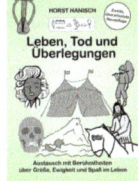 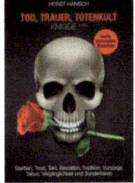

Rhetorik, Soft Skills, Hochschule, Beruf

Rhetorik ist Silber Von den ersten Schritten zu einer perfekten Präsentation, € 17,90; 144 Seiten A5, kartoniert, Zeichnungen

Moderation ist Gold Gesprächsführung, Umfragen, Talkrunden und Manipulation, € 17,90; 144 Seiten A5, kartoniert, Zeichnungen

Lebhafte Körpersprache in Vorträgen, Präsentationen, Gesprächen, € 17,90; 144 Seiten A5, kartoniert, ca. 290 Zeichnungen

Rhetoric – Mastering the Art of Persuasion, € 22,90; 144 Seiten A5, kartoniert

Discussion – Mastering the Skills of Moderation, € 22,90; 144 Seiten A5, kartoniert, Zeichnungen

Body Language in Europe, € 22,90; 144 Seiten A5, kartoniert, ca. 290 Zeichnungen

Körpersprache – Lüge, Verrat, Macht, Im Beruf, vor Gericht, beim Flirt – Gewinnerpose und Demutshaltung – Drohung und Zuneigung; € 29,95; 364 Seiten A5, kartoniert, über 400 Zeichnungen

Das große Buch der Rhetorik [2100] Tacheles reden; Präsentieren; manipulieren und überzeugen, € 37,45; 332 Seiten A5, kartoniert, viele Darstellungen

Trickreiche Rhetorik [2100] Psychologische Gesprächsführung, manipulierende Darstellung, unaufdringliches Nudging, € 37,45: 300 Seiten A5, kartoniert, Zeichnungen

Soft Skills-Knigge [2100] Soziale, Persönlichkeit, Selbstmanagement, € 37,45; 324 Seiten A5, kartoniert, viele Darstellungen

Schlagfertigkeit-, Spontaneität-, Stegreif-Knigge [2100] Impulsiv handeln, verbale Angriffe kontern, Störungen entwaffnen, € 13,50; 104 Seiten A5

Pitch Skills und Überzeugungs-Knigge [2100] Elevator Pitch, Geldgeber beeindrucken, Feuer versprühen, € 13,50; 128 Seiten A5, kartoniert

Smalltalk-Knigge [2100] Vom kleinen Gespräch bis zum charmanten Flirt - Kontakt ausbauen, Sympathie zeigen, Begehrlichkeit wecken, € 13,50; 100 Seiten A5

Quassel-Knigge [2100] Quasseln, Quatschen, Quengeln oder Lebenswichtige Kommunikation – Gezielt eingesetzte Rhetorik – Aussagekräftiges Profil zeigen, € 13,50; 112 Seiten A5

Studenten- und Hochschul-Knigge [2100] Studentischer Umgang in und außerhalb der Uni, 132 Seiten A5, kartoniert, Fotos

Jugend-Karriere-Knigge [2100] Schule und Studium, Netzwerk und Klüngel, Erfolg und Risiken, € 19,95; 224 Seiten A5, kartoniert, Zeichnungen, Checklisten

Bewerbungs-Knigge [2100] **für Frauen – Tina bewirbt sich / Bewerbungs-Knigge** [2100] **für Männer – Tom bewirbt sich**, Vorbereitung, Wahl der Kleidung, Verhalten beim Bewerbungsgespräch, je € 19,70; 128 Seiten A5, kartoniert, Fotos, Checklisten

Kreativitäts-Knigge [2100], Visionärhaft denken, Scheuklappen sprengen, Mentales Risiko eingehen, € 14,95; 164 Seiten A5, kartoniert

Team und Typ-Knigge [2100], Ich und Wir, Typen und Charaktere, Team-Entwicklung, € 14,95; 128 Seiten A5, kartoniert, viele Darstellungen

Die flotte Generation Y im 21. Jahrhundert, selbstbewusst – lebensbetonend – flexibel. Wie mit der Generation Y zielorientiert und erfolgreich gearbeitet werden kann, € 12,95; 116 Seiten A5, kartoniert, Zeichnungen

Die flotte Generation Z im 21. Jahrhundert, entscheidungsfreudig – effizient – eigenverantwortlich. Wie mit der Generation Z zielorientiert und erfolgreich gearbeitet werden kann, € 12,95; 140 Seiten A5, kartoniert, Zeichnungen

Rhetorik, Soft Skills, Hochschule, Beruf

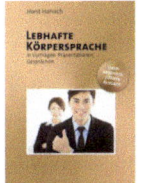 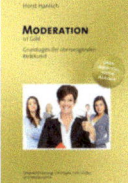 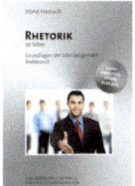

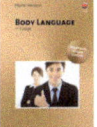 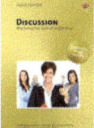 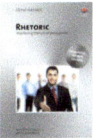

Englisch:

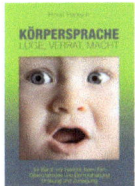 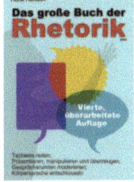 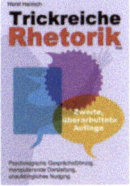 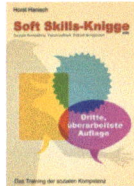

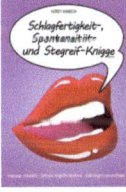 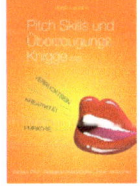 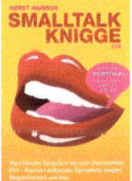 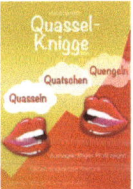

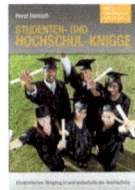 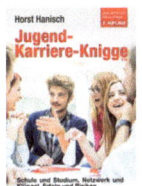 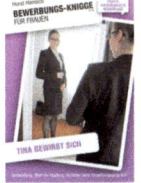 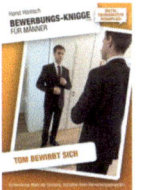

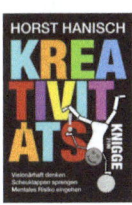 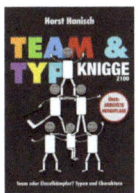 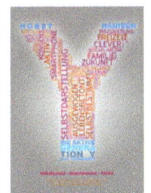 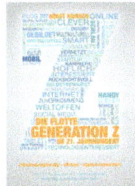

Beratung, Coaching, Seminare

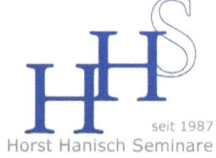

Wer hat nicht gerne mit Menschen zu tun, die selbstbewusst und selbstsicher mit anderen Menschen umgehen?

Geschäftspartnern, die die elementaren Regeln des ‚Benimms' beherrschen, stehen die Türen zum Erfolg offen.

Unternehmen, die neben ihrer fachlichen Leistung auch ‚menschlich' überzeugen wollen, bieten wir für ihre Mitarbeiterinnen und Mitarbeiter aktives Training im Umgang mit Kunden, Gästen, Kollegen und Gesprächspartnern an.

Auf unserer Website informieren wir Sie über unsere Angebote:

- Firmen-Internes-Training
→ Business-Etikette und das Lehrmenü
→ Präsentieren, Moderieren, Kommunizieren
→ Körpersprache und ihre Geheimnisse
- Offen ausgeschriebene Seminare
→ Teuflische Rhetorik
→ Flottes Reden vor und zu anderen
→ Der erste Eindruck

→ Ladies Power
- Individuelles Einzelcoaching
→ Authentisches Auftreten
→ Dress for Success
→ Verhandlungstechniken
- Persönlichkeit
- Interkulturelles Training
- Freundlichkeits-Checks in Unternehmen
- Workshops
→ Soft Skills

→ Team-Training
- Intensiv-Training für
→ TV-Auftritte
→ Vorträge
→ Präsentationen
→ Reden
- Fachliteratur und Arbeitsunterlagen
- Vorträge/Speaker
→ Vor kleinem und vor großem Publikum

Individuelles Coaching für Einzelpersonen: Und, wer es ganz individuell mag, greift zurück auf ein Einzel-Coaching. Hier werden ganz persönliche Herausforderungen angegangen, mit Themen wie:

- Interkulturelle Kompetenz
- Selbstsicheres Auftreten
- Präsentations-Techniken
- Erfolgreiche Verhandlungsführung

- Der Erste Eindruck
- Bewerbungstraining
- Rhetorik und Überzeugungskraft

und andere Themen – direkt auf die besonderen Bedürfnisse des Einzelnen zugeschnitten. Besuchen Sie uns auf www.knigge-seminare.de

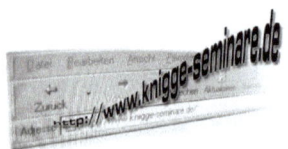

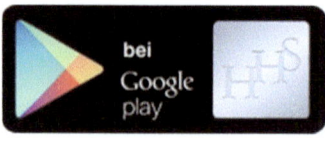
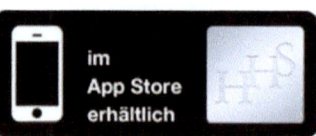